U0348857

JIXING SUIXIBAO BAIXUEBING
JIQI QIANTI XIBAO ZHONGLIU ZHENDUAN
FENXING YU LINCHUANG BINGLI FENXI

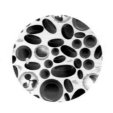

急性髓细胞白血病
及其前体细胞肿瘤诊断分型与临床病例分析

主 编 武焕玲 陈锡良 李 庆

山东科学技术出版社

图书在版编目（CIP）数据

急性髓细胞白血病及其前体细胞肿瘤诊断分型与
临床病例分析 / 武焕玲，陈锡良，李庆主编 . —济南：
山东科学技术出版社，2020.8

ISBN 978-7-5723-0289-3

Ⅰ. ①急… Ⅱ. ①武… ②陈… ③李… Ⅲ. ①髓性
白血病—急性病—诊断 Ⅳ. ① R733.73

中国版本图书馆 CIP 数据核字 (2020) 第 036862 号

急性髓细胞白血病及其前体细胞肿瘤诊断分型与临床病例分析

JIXING SUIXIBAO BAIXUEBING JIQI QIANTI
XIBAO ZHONGLIU ZHENDUAN FENXING YU
LINCHUANG BINGLI FENXI

责任编辑：李志坚
装帧设计：孙　佳

主管单位：山东出版传媒股份有限公司
出 版 者：山东科学技术出版社
　　　　　　地址：济南市市中区英雄山路 189 号
　　　　　　邮编：250002　电话：（0531）82098088
　　　　　　网址：www.lkj.com.cn
　　　　　　电子邮件：sdkj@sdcbcm.com
发 行 者：山东科学技术出版社
　　　　　　地址：济南市市中区英雄山路 189 号
　　　　　　邮编：250002　电话：（0531）82098071
印 刷 者：山东彩峰印刷股份有限公司
　　　　　　地址：潍坊市福寿西街 99 号
　　　　　　邮编：261031　电话：（0536）8216157

规格：16 开（184mm×260mm）
印张：14.75　　字数：330 千
版次：2020 年 8 月第 1 版　　2020 年 8 月第 1 次印刷
定价：150.00 元

急性髓细胞白血病及其前体细胞肿瘤
诊断分型与临床病例分析

主　编　武焕玲　陈锡良　李　庆

副主编（排名不分前后）

　　　　吴　佗　陈　巧　殷　勇　张　云　张延强　张　文
　　　　王晓飞

编　者（排名不分前后）

　　　　武焕玲　殷　勇　陈　巧　吴　佗　张　云　陈锡良

　　　　张延强　王　平　张志永　解晓光　张树霞　张　文

　　　　张冠军　李茂兴　陈佳伟　张霓霓　卢宪英　刘冬香

　　　　李可超　牛景芳　袁如月

审　校　杨军军

顾　问　王正起

序

随着检验医学的飞速发展，血液疾病的诊断和治疗方面都取了很大的进展。在血液病的诊断上，细胞形态学仍占有不可取代的重要地位。急性髓细胞白血病及其前体细胞肿瘤的诊断分型是极其重要的组成部分。

1976 年，FAB 协作组提出的 FAB 分型方法，由于分型标准明确、可操作性强，被世界各国广泛应用至今，在白血病的诊断、治疗及预后观察上占有重要位置。

山东省立医院细胞形态和分子诊断专家武焕玲，根据二十多年细胞形态学的诊断经验，以 FAB 分型为基础，结合细胞免疫学、细胞遗传学及分子生物学（MlCM 分型），根据 2016 年世界卫生组织（WHO）修定的《造血与淋巴组织肿瘤诊断急性髓系白血病方案》，编写了本书。本书突出了白血病细胞形态（包括化学染色）的 FAB 分型和 WHO 分型，结合临床实际病例，对急性髓细胞白血病及其前体细胞肿瘤分型诊断进行了全面讨论。对从事血细胞诊断的工作人员、检验医学的学生及临床医师来说，本书是一本实用的专业工具书和参考书。

本书是作者多年丰富细胞形态学经验的总结，最大的特点是内容丰富、资料新颖、图文并茂、检验手段和方法标准明确、方法先进可靠，所有病例及图片都是临床真实病例，理论与实践密切结合，全面反映急性髓细胞白血病及其前体细胞肿瘤诊断分型的最新进展。它的出版，必将对我国急性髓细胞白血病及其前体细胞肿瘤的诊断及分型的普及与提高产生深远影响。

山东大学第二医院检验医学中心　王正起

前　言

急性白血病在我国发病率约为 2.76/10 万，肿瘤死亡率在男性占第 6 位，在女性占第 8 位，在儿童和 35 岁以下成人占第 1 位。在急性白血病中，约 70% 的病例是急性髓细胞白血病（AML）。对 AML 及其前体细胞肿瘤的精准诊断和分型，是对其进行临床治疗、疗效观察、预后判断及进行更深层研究的重要保证。

2016 年，世界卫生组织（WHO）有关 AML 及其前体细胞肿瘤的诊断有了新的进展，在 2008 年 WHO 分型方案基础上，补充了部分新的研究成果，规定了一些新的病种和分类指标。目前，国内还没有太多书籍将 AML 的最新诊断分型方案及其临床应用加以详细介绍。本书将以这部分内容为主要编写线索，突出 AML 细胞形态学特征（Morphology，M）（包括化学染色），结合白血病细胞免疫学（Immunology, I）、细胞遗传学（Cytogenetics, C）、分子生物学（Molecular biology, M）和临床信息（clinic information），对 AML 及相关前体细胞肿瘤进行分型诊断和鉴别诊断，是一本可指导血液肿瘤诊断工作者、血液科医生和医学生进行 AML 诊断的实用的工具书和参考书。

本书在内容编排上遵循 AML 的诊断流程，以 FAB 分型方案为基础，重点突出不同亚型的形态学特征，将 AML 划分为 AML-M0~M7，然后采用 2016 年 WHO 分型方案，将 AML 分为 AML 伴重现性遗传学异常、AML 伴骨髓增生异常相关改变、治疗相关的 AML、AML-非特指型、髓系肉瘤和 Down 综合征相关的骨髓增殖症，最终得出的 WHO 分型结果，便于实验室间诊断结果的统一和学术交流。 AML 的 FAB 分型诊断名称简洁明了，多数情况下可快速诊断，易于掌握和临床应用。WHO 分型则整合了更多的实验室信息，有利于了解白血病的生物学特性、细胞起源，判断患者预后，但它仍然需要细胞形态这一部分基础。某些情况下，仅凭细胞形态不容易进行 FAB 分型，运用 WHO 标准往往能够得到比较统一和明确的分型结果。鉴于这些情况，建议血液学工作者对 FAB 和 WHO 两套分类方案都要掌握。本书在编写过程中，也适当增加了两套方案的比较和过渡，供大家共同学习和探讨。

本书突出了 AML 的形态学诊断基础，尤其是化学染色部分。国际血液学标准化委员会（ICSH）推荐的 4 种主要的化学染色——髓过氧化物酶染色（MPO）、氯乙酸 AS-D 萘酚酯酶染色（CAE）、α-醋酸萘酚酯酶染色（α-NAE）和糖原染色（PAS），在 AML 诊断过程中具有非常重要的作用，能使 70%~80% 的 AML 分型达到一致。在病例诊断与分析部分，分别运用 FAB 和 WHO 分型方案，对 AML 病例进行诊断分型，便于大家充分了解如何将临床和实验室信息分层次分析并加以整合应用，可以指导有不同需求的实验室人员或临床医师开展相应的分型工作。书中部分章节加入了最新的相关文献报道，希望对有关人员临床工作和研究有帮助。

书中每一章节均配有比较典型的图片、简练的文字和骨髓报告原图，是一本集先进性和指导性为一体的实用性书籍。书中的病例均为真实病例，患者的简要病史、外周血象、骨髓象、流式分析、染色体核型和基因学检查等一一对应。有些病例的细胞涂片质量可能不是最佳，但能充分体现当时标本的取材、染色情况，以及临床对这种情况的处置，最终得到准确诊断。书中多数病例都有全套化学染色，染色过程有较严格质量控制，所得到的结果真实有效。

衷心感谢实验室有关人员的支持和配合，感谢专家们的悉心指导和厚爱。由于时间较紧，书中肯定存在不当之处，恳请各位专家批评指正，我们对此表示感谢。

山东第一医科大学附属省立医院　山东省立医院

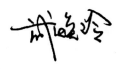

目　录

第一部分　急性髓细胞白血病（FAB 分型）

第一章　急性髓细胞白血病微分化型 …………………………………………… 1

第二章　急性髓细胞白血病不成熟型 …………………………………………… 6

第三章　急性髓细胞白血病成熟型 ……………………………………………… 15

第四章　急性早幼粒细胞白血病 ………………………………………………… 26

第五章　急性粒—单核细胞白血病 ……………………………………………… 38

第六章　急性单核细胞白血病 …………………………………………………… 56

第七章　急性红白血病 …………………………………………………………… 68

第八章　急性巨核细胞白血病 …………………………………………………… 79

第二部分　急性髓细胞白血病及其前体细胞肿瘤（WHO 分型）

第九章　急性髓细胞白血病伴重现性遗传学异常 ……………………………… 93

第十章　急性髓细胞白血病伴骨髓增生异常相关改变 ………………………… 187

第十一章　治疗相关的急性髓细胞白血病 ……………………………………… 196

第十二章　急性髓细胞白血病——非特指型 …………………………………… 203

第十三章　髓肉瘤 ………………………………………………………………… 213

第十四章　Down 综合征相关的髓细胞白血病 ………………………………… 221

第一部分

急性髓细胞白血病（FAB 分型）

第一章　急性髓细胞白血病微分化型

一、概述

急性髓细胞白血病微分化型即 FAB 分型中的 AML-M0，这类 AML 原始细胞没有明显髓系细胞的形态和细胞化学染色特征，其髓系特点需由免疫标记来决定，由此与淋系的原始细胞相鉴别。在 FAB 方案中，AML-M0 骨髓原始细胞需 ≥ 90%；在后来的研究和 WHO 分型中提出此型 AML 原始细胞比值 >20% 即可，并不强调 ≥ 90%。通过免疫分型确定原始细胞为微分化的髓系细胞，是确定此亚型的关键。AML-M0 占所有 AML 比例 <5%。可以发生于任何年龄，多为婴幼儿和老年人。临床常表现为骨髓衰竭，如贫血、血小板和中性粒细胞减少。有些病例可出现白细胞增高和外周血内不同比例的原始细胞。如果此种 AML 没有重现性遗传学异常，没有治疗史和 MDS 相关的细胞形态学和细胞遗传学改变，按照 WHO 分型则诊断为 AML 微分化型。

二、细胞形态学

（一）细胞形态特征

原始细胞多中等大小，圆形或类圆形；核圆形或轻度边缘不齐，核染色质细致均匀，有 1~2 个核仁；胞质呈不同程度的嗜碱性，无颗粒。个别情况下，胞体小，染色质更加浓集，核仁不明显，胞质量少，似原淋细胞（图 1.1.1，图 1.1.2）。

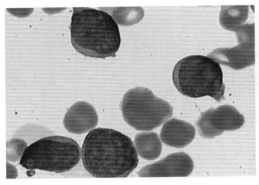 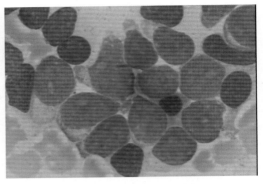

图 1.1.1 AML-M0 血象 　　　　　　　　　图 1.1.2 AML-M0 骨髓象
（瑞—姬染色，1 000×）　　　　　　　　（瑞—姬染色，1 000×）
血涂片中原始细胞　　　　　　　　　　骨髓涂片中的原始细胞

（二）细胞化学染色

细胞化学染色髓过氧化物酶（MPO）、苏丹黑 B（SBB）和氯乙酸 AS-D 萘酚酯酶（CAE）呈阴性，α-醋酸萘酚酯酶（α-NAE）和丁酸萘酚酯酶（NBE）呈阴性或不典型的弱阳性，或者呈现不同于单核细胞的局灶阳性。电镜 MPO 和 CAE 显示胞质颗粒、内质网、高尔基体和/或核膜上有细小阳性表现。部分病例可见成熟的中性粒细胞，但是原始细胞 MPO、SBB 呈阴性，没有 Auer 小体，与 AML 成熟型不同。

三、免疫表型特征

多数病例表达早期造血细胞标志，如 CD34、CD38 和 HLA-DR；原始细胞仅表达髓系相关抗原 CD13、CD33 和 CD117，伴随其他早期造血细胞相关抗原（如 CD7），缺乏 CD15、CD65、CD11b、CD14 等粒系和单核系分化标志，没有单核系 CD64 和 CD36 的共表达，没有淋系的标志 cCD3、cCD79a 和 cCD22，是 AML-M0 的典型免疫表型。核 TdT 表达可呈阳性，是预后好的标志。化学染色 MPO 呈阴性，但流式细胞学检查或免疫组化电镜检查可能呈阳性，其他淋系相关抗原多不表达。

四、细胞和分子遗传学

没有特殊的细胞遗传学异常，多数病例为复杂核型和非平衡异位，如 -5/del（5q）、-7/del（7q）、+8/del（11q），部分将归为 AML-MRC。27% 的病例

有 *RUNX1* 突变，如果是初发 AML，将归为伴 *RUNX1* 突变的 AML 亚型。还有 16%~22% 的病例 *FLT3* 突变呈阳性。

五、病例分析

[**病例一**]

1. 简要病史　患者，女，43 岁。因"头晕、乏力、牙龈出血 5 天"入院。无发热，偶有咳嗽，无痰，无腹痛腹泻、心慌胸闷，无鼻衄、血尿及黑便。既往体健，否认高血压、糖尿病、冠心病等慢性病史，否认结核等传染病病史及密切接触史，否认重大外伤、手术史，无输血史，否认药物食物过敏史。查体：发育正常，神志清，精神可；贫血貌，全身皮肤黏膜无黄染及皮疹，四肢有散在出血点；腹平软，无压痛及反跳痛，肝脾肋下未及，淋巴结未触及肿大。

2. 血常规主要指标　见下表。

中文名称	英文缩写	结果	单位	参考区间
白细胞	WBC	23.0	10^9/L	3.5~9.5
红细胞	RBC	2.25	10^{12}/L	3.8~5.1
血红蛋白	HB	73	g/L	115~150
血小板	PLT	15	10^9/L	125~350

3. 血象和骨髓象分析　见图 1.1.3~10。

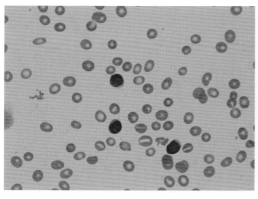

图 1.1.3　AML-M0 血象
（瑞—姬染色，1 000×）
白细胞增高，以原始细胞为主

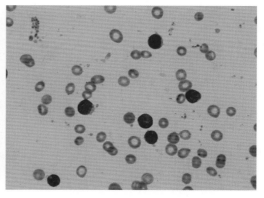

图 1.1.4　AML-M0 血象
（瑞—姬染色，1 000×）
白细胞增高，以原始细胞为主

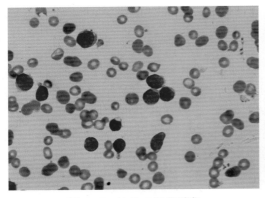

图 1.1.5　AML-M0 骨髓象
（瑞—姬染色，1 000×）

骨髓增生活跃，原始细胞比值增高。该类细胞胞体中
等，多为圆形；胞核圆形，易见切迹；核染色质细致
粒状；胞质量较少，呈蓝色，无颗粒，可见空泡

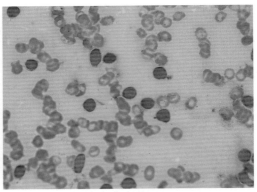

图 1.1.6　AML-M0 MPO 染色
（1 000×）
原始细胞呈阴性

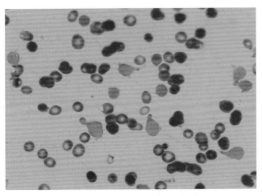

图 1.1.7　AML-M0 PAS 染色
（1 000×）
原始细胞呈阳性

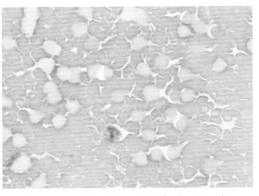

图 1.1.8　AML-M0 CAE 染色（1 000×）
原始细胞呈阴性

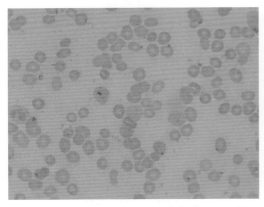

图 1.1.9　AML-M0 α-NAE 染色（1 000×）
原始细胞呈点状阳性

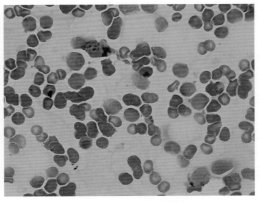

图 1.1.10　AML-M0 NBE 染色（1 000×）
原始细胞呈阴性

4. 细胞遗传学检查　46，XX。

5. 分子生物学检查　白血病相关融合基因均呈阴性，无 *CEBPA*、*RUNX1*、*NPM1* 等基因突变。

6. 免疫表型分析　原始细胞仅表达 CD34、CD38、HLA-DR、CD117 和 CD13 或 CD33，不表达 cCD3、CD79a、CD22 及其他的淋系、红系和巨核系相关抗原（图 1.1.11）。

7. 诊断与分析　此病例外周血和骨髓中原始细胞比值增高。该类细胞胞体较小，呈圆形；胞核呈圆形，核染色质细致粒状；胞质量少，呈蓝色，无颗粒，形态上没有明显的系列分化特征。细胞化学染色除 PAS 和 α-NAE 呈阳性外，其余皆呈阴性，不能除外淋巴系原始细胞。免疫分型检查示原始细胞仅表达 CD13 和早期细胞的 CD34、CD117，无其他髓系分化标志，无淋巴系的系列特异性标志，无巨核系和红系的系列标志，符合 FAB 分型方案中 AML-M0 诊断。此病例没有重现性染色体和基因异常，没有化疗和放疗史，没有 MDS 相关改变形态学和遗传学，根据 WHO 分型诊断标准（2016）归为 AML-NOS 中的 AML 微分化型。

8. 鉴别诊断　与急性淋巴细胞白血病（ALL）、急性巨核细胞白血病、混合细胞白血病（MPAL）、不能分类的急性白血病和大细胞淋巴瘤的白血病期，均需要通过免疫表型进行鉴别。当原始细胞没有形态学分化特征、细胞化学染色多阴性或结果模棱两可时，须加做细胞免疫表型分析，以确定原始细胞的系列来源。

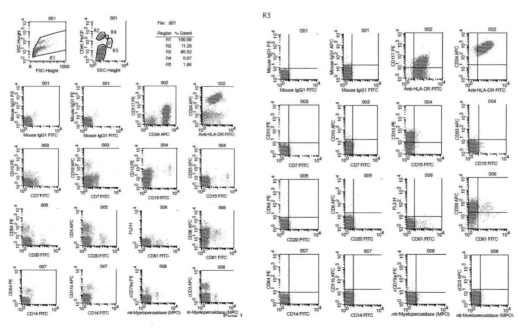

图 1.1.11　AML-M0 流式分析图

第二章　急性髓细胞白血病不成熟型

一、概述

急性髓细胞白血病不成熟型即 FAB 分型中的 AML-M1，以骨髓原始细胞比值显著增高为主要特征，没有向成熟细胞分化的证据，早幼粒细胞以下各阶段比值不超过所有有核细胞的 10%。在 FAB 分型方案中，AML-M1 的原始细胞比值 ≥ 90%（NEC）。AML-M1 占 AML 的 5%~10%。可发生于任何年龄，但主要为成人，发病年龄中位数 46 岁。患者通常有骨髓衰竭表现，如贫血、血小板减少和中性粒细胞减少。白细胞增高伴原始细胞显著增多是 AML-M1 的一个独特表现，病程常呈侵袭性。此 AML 亚型若没有重现性遗传学异常，没有治疗史和 MDS 相关的细胞形态和细胞遗传学改变，按照 WHO 分型则诊断为 AML 不成熟型。由于目前检测技术未能广泛开展，还没有 WHO 分型中的 AML-NOS 有关 AML 不成熟型流行病学数据的精确报道。

二、细胞形态学

（一）细胞形态

骨髓增生极度活跃或明显活跃，少数病例可增生活跃甚至减低。骨髓中原始粒细胞（Ⅰ型加Ⅱ型）≥ 90%（NEC）。可见小原粒细胞，胞体较小，与淋巴细胞大小相似；胞核呈圆形，核染色质呈细颗粒状，较正常原粒细胞密集，核仁 1~2 个，有伪足；胞质量少，多为蓝色，胞质内常可以见到细小粉尘样颗粒，以此可与原始淋巴细胞鉴别。早幼粒细胞很少，中幼粒细胞及以下各阶段罕见或不见，早幼粒细胞以下比值之和 ≤ 10%。少数病例的白血病细胞内可见 Auer 小体，核分裂象多见（图 1.2.1）。

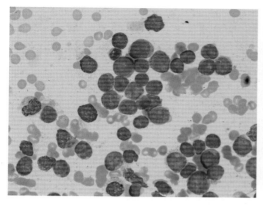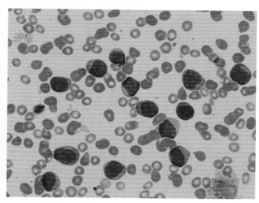

图 1.2.1　AML—M1 血象（瑞—姬染色，1 000×）
外周血白细胞明显增高，原始细胞所占比例增高，可见 II 型原始细胞

（二）化学染色

1. 髓过氧化物酶（MPO）染色和苏丹黑 B（SBB）染色　原始细胞的髓系特征通过 MPO 或 SBB（≥ 3% 原始细胞）阳性和 / 或可见 Auer 小体来确定。MPO 阳性率常在 10% 以上，阳性率低者的阳性产物为细小或粗大颗粒，是与淋系细胞相鉴别的重要特征。MPO 阴性不能排除不是原始髓细胞，而原始细胞的 MPO 阳性率 ≥ 3% 证明一定有原始髓细胞。AML—M1 的原始细胞 SBB 阳性率常在 50% 以上。

2. 糖原（PAS）染色　多数原始粒细胞呈阴性，少数病例原粒呈弥散阳性。

3. 氯醋酸 AS—D 萘酚酯酶（CAE）染色　多呈阳性。

4. α - 醋酸萘酚酯酶（α-NAE）染色　常呈点状阳性或弥散轻、中度阳性，不被氟化钠（NaF）抑制。

5. 丁酸萘酚酯酶（NBE）染色　呈阴性。

6. 碱性磷酸酶（NAP）染色　活性明显降低；合并感染时，积分可一过性增高。

三、免疫表型

在 CD45-SSC 散点图上，原始细胞的 SSC 比淋巴细胞稍大，通常表达髓过氧化物酶（MPO）和一个或多个髓系相关抗原，如 CD13、CD33 和 CD117。约 70% 的病例表达 CD34 和 HLA-DR，一般不表达粒系成熟相关标志如 CD15 和 CD65，也不表达单核细胞标志如 CD14 和 CD64，部分病例可表达 CD11b。B 和 T 淋巴细胞特异性标志 cCD22、cCD79a、cCD3 呈阴性。30% 的病例表达 CD7，10%~20% 的病例表达其他淋系相关标志，如 CD2、CD4、CD19 和 CD56。

四、AML-M1 的诊断标准

FAB 分型方案中，AML 不成熟型即 AML-M1，骨髓中原始细胞比值 ≥ 90%（NEC）。白血病细胞具有原始粒细胞的形态学和化学染色特征，流式细胞术或细胞免疫组化提示白血病细胞符合原始粒细胞的免疫表型特征。

WHO 方案诊断 AML 不成熟型，首先需要满足诊断 AML-NOS 的前提条件（即无重现性遗传学异常，无治疗史，无 MDS 相关改变），然后要求骨髓有高比例的原始细胞，早幼粒细胞以下各阶段比值不超过所有有核细胞的 10%，中幼粒细胞以下不见或罕见。在 FAB 和 WHO 两个标准中，根据原始细胞的比例，在多数情况下判定的结果相符，但在个别病例中可能存在小的差异，需要仔细去应用体会。

五、鉴别诊断

（一）原始细胞无颗粒的 AML-M1 与急性淋巴细胞白血病（ALL）

必须借助化学染色和免疫表型来鉴别原始细胞的来源。AML-M1 的原始粒细胞 MPO 阳性率常 ≥ 3%，CAE 呈阳性，α-NAE 呈颗粒状或弥散状阳性反应，PAS 常呈粉尘样阳性；ALL 中的原、幼淋细胞 MPO、CAE 呈阴性，部分病例 α-NAE 呈颗粒状阳性，PAS 多表现为较粗大串珠状阳性颗粒。AML-M1 原始细胞表达髓系抗原如 MPO、CD13、CD33、CD117 等，不表达淋系抗原如 CD3、CD19、CD79a 等。

（二）有少量 MPO 阳性原始细胞的 ALL

需要结合免疫表型来鉴别原始细胞的系列来源。有些 ALL 病例残存少量原始髓细胞，MPO 阳性率低（常 <3%）；多数原始细胞表达淋系的标志，即使有极少数原始细胞表达少数髓细胞标志，不足以诊断混合细胞白血病。

六、病例分析

[病例二]

1.简要病史　女，6 岁。5 天前因"无明显诱因出现发热，最高体温达 39℃"于当地社区诊所就诊，无咳嗽、头痛、吐泻，治疗效果欠佳。1 天前出现腹痛，今来我院就诊。既往体健，否认传染病史、药物 / 食物过敏史，无重大外伤及手术史，无输血史，预防接种随当地，否认家族遗传史。查体：神志清，精神可，咽部充血，双肺呼吸音粗，未闻及啰音；腹软，肝肋下 2 cm，剑下未触及，脾肋下 3 cm，无压痛及反跳痛；余未见明显异常。

2.血常规主要指标　见下表。

中文名称	英文缩写	结果	单位	参考区间
白细胞	WBC	66.96	10^9/L	3.5~9.5
红细胞	RBC	3.27	10^{12}/L	3.8~5.1
血红蛋白	HB	94	g/L	115~150
血小板	PLT	59	10^9/L	125~350
白细胞明显增多，原始细胞约占81%，成熟红细胞轻度大小不等，血小板散在较少见（建议进一步检查）				

3. 血象和骨髓象分析　见图 1.2.2~9。

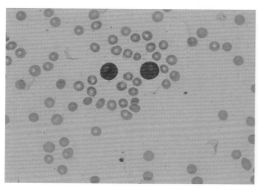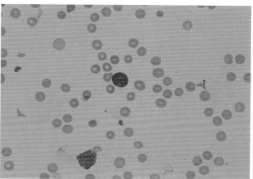

图 1.2.2　AML-M1 血象（瑞—姬染色，1 000×）

外周血白细胞增高，原始细胞约占 81%，成熟红细胞轻度大小不等，血小板散在易见

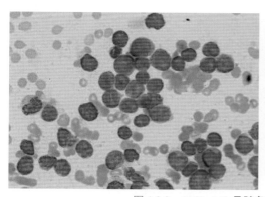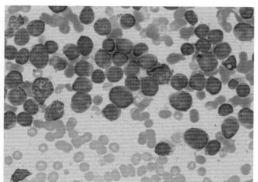

图 1.2.3　AML-M1 骨髓象（瑞—姬染色，1 000×）

1. 骨髓小粒易见，涂片制备、染色良好。
2. 骨髓增生极度活跃。
3. 粒系增生极度活跃，原始粒细胞约占91%。该类细胞体中等，呈圆形、类圆形；胞核呈圆形、类圆形，核染色质较细致粒状，核仁不清晰；胞质量少至中等，呈蓝色，部分细胞胞质内含细小、紫红色颗粒。细胞化学染色结果见后图。
4. 红系增生减低，成熟红细胞轻度大小不等。
5. 淋巴细胞约占 2.5%。
6. 全片未见巨核细胞，血小板散在、易见。

考虑 AML-M1，请结合免疫分型、基因、染色体等相关实验室检查

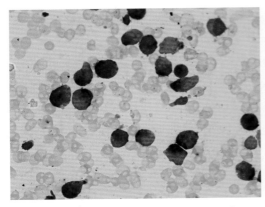

图 1.2.4　AML-M1 MPO 染色（1 000×）

多数原始细胞呈阳性

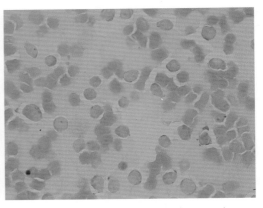

图 1.2.5　AML-M1 PAS 染色（1 000×）

原始细胞呈阳性

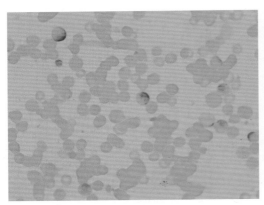

图 1.2.6　AML-M1 CAE 染色（1 000×）

少数原始细胞呈阳性

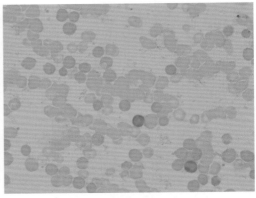

图 1.2.7　AML-M1 α-NAE 染色（1 000×）

极少数原始细胞呈阳性

图 1.2.8　AML-M1 α-NAE+NaF 染色（1 000×）

原始细胞不被抑制

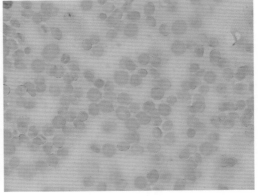

图 1.2.9　AML-M1 NBE 染色（1 000×）

原始细胞呈阴性

4. 免疫表型分析　异常髓系原始细胞约占有核细胞的 66.79%，表达 CD33、CD56、CD117、CD38，部分表达 cMPO、CD13，符合急性髓细胞白血病免疫表型。

5. 细胞遗传学和分子生物学检查　46，XX。AML 融合基因筛查均为阴性，血液系统疾病基因突变筛查示 *NRAS*、*IDH*、*HOX11* 基因突变。

6. 诊断与分析　此病例外周血和骨髓中原始细胞分别约占 81%、91%，该类原始细胞的特点是胞体小、圆形、形状较规则，核质比大，胞质量少，形态酷似小淋巴细胞；但原始细胞胞质中可见细小颗粒，MPO 呈阳性、CAE 呈阳性，符合原始粒细胞的形态学和化学染色特征。骨髓原始粒细胞比值 >90%，符合 FAB 分型方案中 AML-M1 的诊断。免疫表型支持 AML 诊断，染色体核型正常，无 AML 相关融合基因，无 *NPM1*、*RUNX1*、*CEBPA* 基因突变，可诊断为 WHO 分型 AML-NOS 中的 AML 不成熟型。

［病例三］

1. 简要病史　女，60 岁，因"乏力、纳差 3 月余"入院。无发热，偶有咳嗽，咳白色黏痰；无明显乏力，无鼻出血、牙龈出血等不适。既往体健，否认内外科疾病史，否认药物、食物过敏史，无重大外伤及手术史，无输血史，预防接种史不详，否认家族遗传史。查体：贫血貌，全身皮肤黏膜无黄染，无瘀点、瘀斑，浅表淋巴结无肿大，睑结膜苍白，双肺呼吸音粗，余未见明显异常。

2. 血常规主要指标　见下表。

中文名称	英文缩写	结果	单位	参考区间
白细胞	WBC	29.93	10^9/L	3.5~9.5
红细胞	RBC	1.86	10^{12}/L	3.8~5.1
血红蛋白	HB	62	g/L	115~150
血小板	PLT	12	10^9/L	125~350
白细胞明显增多，原始细胞约占 97%，血小板偶见（建议进一步检查）				

3. 血象和骨髓象分析　见图 1.2.10~17。

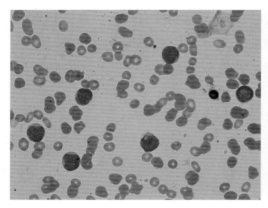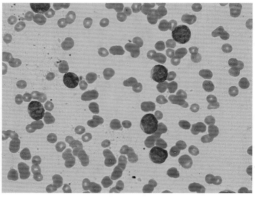

图 1.2.10　AML-M1 血象

（瑞—姬染色，1 000×）

外周血白细胞明显增高，原始髓细胞约占 97%，成熟红细胞大小不等，血小板少见

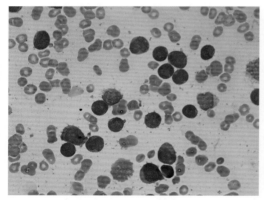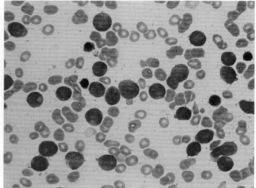

图 1.2.11　AML-M1 骨髓象

（瑞—姬染色，1 000×）

1. 骨髓小粒易见，涂片制备、染色良好。

2. 骨髓增生明显活跃。

3. 粒系增生极度活跃，原始粒细胞约占 91%。该类细胞胞体中等，呈圆形或类圆形；胞核呈圆形或类圆形，
易见核凹陷，染色质呈较细致粒状，核仁不清晰；胞质量少至中等，呈蓝色，部分细胞胞质内可见细小、
紫红色颗粒。细胞化学染色结果见后图。

4. 红系增生减低，成熟红细胞大小不等。

5. 淋巴细胞约占 3.5%。

6. 全片未见巨核细胞，血小板少见。

考虑 AML-M1，请结合免疫分型、基因、染色体等相关实验室检查

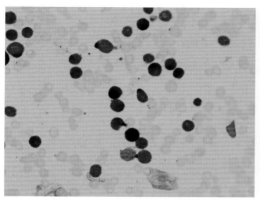

图 1.2.12　AML-M1 MPO 染色（1 000×）
多数原始细胞呈阳性

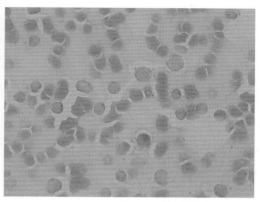

图 1.2.13　AML-M1 PAS 染色（1 000×）
原始细胞呈阳性

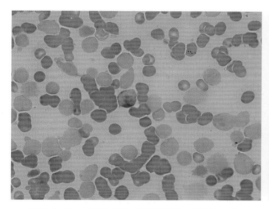

图 1.2.14　AML-M1 CAE 染色（1 000×）
原始细胞呈阴性

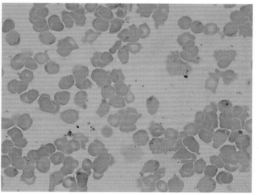

图 1.2.15　AML-M1 α-NAE 染色（1 000×）
原始细胞呈点状阳性

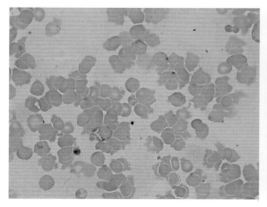

图 1.2.16　AML-M1 α-NAE+NaF 染色
（1 000×）
原始细胞不抑制

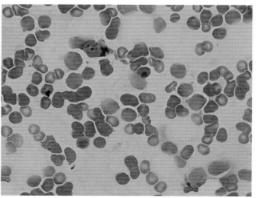

图 1.2.17　AML-M1 NBE 染色（1 000×）
原始细胞呈阴性

4. 免疫表型分析　异常髓系原始细胞约占有核细胞的 86.79%，表达 CD33、CD56、CD117、CD38，部分表达 cMPO、CD13，符合急性髓细胞白血病免疫表型。

5. 细胞遗传学和分子生物学检查　46，XX。AML 融合基因筛查均为阴性，血液系统疾病基因突变筛查示 *FLT3*（*ITD*）、*CSF3R*（*Exon17*）、*SETBP1*（*Exon6*）基因突变。*WT-1* 定量 71.96%。

6. 诊断与分析　此病例外周血和骨髓原始细胞分别约占 97%、91%，该类细胞呈圆形、较规则，胞质含细小粉尘样颗粒，具有典型的原始髓细胞特征；MPO 呈较强阳性，虽然 CAE 为阴性，α-NAE 为点状阳性，仍然能够确定原始细胞来源于粒系。骨髓原始细胞的比值大于 90%，符合 FAB 分型方案中 AML-M1 的诊断标准。免疫表型支持 AML 诊断，染色体核型正常，无 AML 相关融合基因，无 *NPM1*、*RUNX1*、*CEBPA* 基因突变，故可诊断为 WHO 分型 AML-NOS 中的 AML 不成熟型。

（张树霞　陈锡良　武焕玲）

第三章 急性髓细胞白血病成熟型

一、概述

急性髓细胞白血病成熟型即 FAB 分型中 AML-M2，骨髓中原始细胞比例 ≥ 20%，且伴髓系分化的证据（骨髓中早幼粒细胞以下各阶段细胞比例之和 >10%），单核细胞比例 <20%。FAB 分型中的 AML-M2 发病占 AML 的 30%~45%，可发生在任何年龄组，20% 的病例 25 岁以前发病，40% 的病例发病年龄超过 60 岁。常以贫血、乏力、面色苍白为初诊临床表现，部分可有肝、脾、淋巴结肿大，胸骨压痛明显，可见皮肤紫癜、瘀斑等出血表现。如 AML-M2 伴有 t(8;21)、inv(16)、t(6;9)、inv(3) 及 *NPM1*、*RUNX1*、*CEBPA* 双等位基因突变等重现性遗传学异常，或具有治疗史、MDS 相关改变，WHO 分型则应诊断为 AML 的相应亚型；如不具备以上条件，则可以诊断为 ANL-NOS 中的 AML 成熟型。下文仍然按照 FAB 分型阐述 AML-M2 的形态学特点。

二、AML-M2 细胞形态学

（一）细胞形态学

1. AML-M2a 骨髓中原粒细胞占 30%~89%（NEC）（目前我们一般掌握在 ≥ 20% ANC 即可）。白血病细胞胞体大小不一，呈圆形、椭圆形、不规则形，可有瘤状突起；胞核大，核形不规则，可见凹陷、折叠、扭曲、不规则或分叶；胞质量较少，染蓝色，部分胞质内可见少数嗜苯胺蓝颗粒和 Auer 小体；易见核质发育失衡现象。早幼粒以下各阶段粒细胞所占比例 >10%，单核细胞所占比例 <20%（图 1.3.1）。

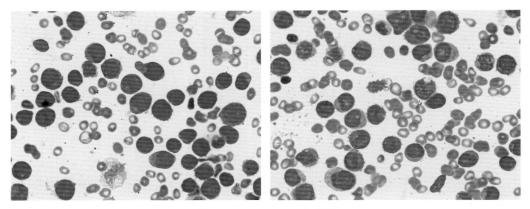

图 1.3.1　AML－M2a 骨髓象

原粒细胞所占比例明显增高，右图上方的原始细胞细胞质中可见 Auer 小体，图中可见各期粒细胞

　　2. AML－M2b　　骨髓象原始细胞所占比例增高，异常的中性中幼粒细胞增多，比例≥30%。异常中性中幼粒细胞胞体大小不一，呈圆形、椭圆形、不规则形；核呈椭圆形，可有凹陷，核染色质细致疏松，核仁大而明显；胞质丰富，染色异常，在核凹陷处胞质呈粉染现象，胞质内颗粒分布异常，主要分布于边缘，可见 Auer 小体和空泡，核质发育失衡（图 1.3.2）。此种类型通常具有 t（8；21），按照 WHO 分型则归类为 AML 伴 t（8；21）。

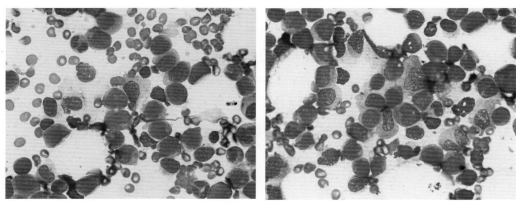

图 1.3.2　AML－M2b 骨髓象

骨髓象原始细胞比值增高，异常中幼粒细胞比值明显增高

（二）化学染色

1. AML-M2a　白血病细胞 MPO、SBB 染色呈较强阳性，阳性颗粒较粗、颜色深，聚集于细胞一侧。CAE 染色多呈较强阳性。α-NAE 染色呈弱至中等强度阳性，且不被氟化钠（NaF）抑制。NBE 染色呈阴性。多数原始粒细胞 PAS 染色呈阴性，早幼粒细胞多呈弱阳性或弥散细颗粒状阳性。

2. AML-M2b　白血病细胞 MPO、SBB 染色呈阳性或强阳性，阳性颗粒位于核凹陷处，呈团块样。CAE 染色呈较强阳性，α-NAE 染色常呈阴性，NBE 染色呈阴性，PAS 染色常呈阳性。

三、免疫表型

（一）AML-M2a

在白血病细胞上粒细胞表型均可为阳性。

（二）AML-M2b

表达 HLA-DR、MPO、CD13、CD33、CD57、CD15、CD11b，流式散点图显示白血病细胞停滞在更为成熟的分化阶段，成熟的粒细胞标志 CD15、CD11b 表达增强。

四、诊断标准

（一）FAB 国内分型诊断标准

1. AML-M2a　骨髓中原粒细胞占 30% ~ 90%（NEC），单核细胞 <20%，早幼粒细胞以下阶段 >10%。

2. AML-M2b　骨髓中原粒和早幼粒细胞明显增多，以异常中性中幼粒细胞增生为主，其胞核常有核仁，有明显的核质发育不平衡。此类细胞所占比例常 >30%。

（二）FAB 国外分型诊断标准

AML-M2　原粒细胞（Ⅰ＋Ⅱ型）占 30% ~ 90%（NEC），早幼粒细胞以下至中性分叶核粒细胞 >10%，单核细胞 <20%。有的早期粒细胞形态特点既不像原粒细胞Ⅰ型或Ⅱ型，也不像早幼粒细胞（正常的或多颗粒型），核染色质很细，有 1 ~ 2 个核仁，胞质丰富，呈嗜碱性，有不等量的颗粒，有时颗粒聚集。这类细胞 >10% 时亦属此型。

（三）WHO（2016）AML 成熟型诊断标准

骨髓或外周血中原粒细胞 ≥ 20%，单核细胞 <20%，早幼粒细胞以下阶段 >10%。原始细胞有或无嗜天青颗粒，Auer 小体常见，粒细胞系有不同程度的病态造血，嗜酸性粒细胞可增多，但无 AML 伴 inv（16）的异常嗜酸性粒细胞，嗜碱性粒细胞和 / 或肥大细胞有时可增多。无 t（8；21）、inv（16）、t（6；9）、inv（3）及 NPM1、RUNX1、CEBPA 双等位基因等重现性遗传学异常，无治疗史，无 MDS 相关改变，可诊断为 AML 成熟型。

综上所述，FAB 对于 AML-M2 诊断，除了要求骨髓原始细胞 >30%、早幼粒以下各阶段细胞比例之和 >10%、单核细胞比例 <20% 之外，在国内还将异常中幼粒等同于原始细胞，将异常中幼粒细胞增多的 AML 划分为 AML-M2b，这种类型的 AML 多见 t（8；21）重现性遗传学异常。国外专家提到的一类介于原粒 II 型与早幼粒之间的早期粒细胞，其形态既不像原粒细胞 I 型或 II 型，也不像早幼粒细胞（正常的或多颗粒型），核染色质很细，有 1~2 个核仁，胞质丰富，嗜碱性，有不等量的颗粒，有时颗粒聚集。如此类细胞 >10%，应该归为 AML-M2。诊断 WHO 分型的 AML 成熟型，除以上形态学条件，还需要确定没有重现性遗传学异常、无治疗史和 MDS 相关改变。

五、鉴别诊断

（一）AML-M2 与 AML-M1

骨髓中原始细胞所占比例 ≥ 90%，早幼粒以下各阶段细胞所占比例 <10%，原始细胞的形态、化学染色和免疫表型均支持粒系来源，则诊断为 AML-M1。AML-M2 原粒细胞所占比例 ≥ 20%（不是 90%），早幼粒以下各阶段所占比例 >10%，故称为 AML 成熟型。

（二）AML-M2 与急性粒单核细胞白血病（AML-M4）

AML-M2 的血象和骨髓象中可以见到少数单核细胞（包括原单、幼单和成熟单核细胞），但是所有单核细胞所占比例不应超过 20%。若超过 20%，则应诊断为 AML-M4。

（三）早幼粒比值偏高的 AML-M2 与原粒增多的急性早幼粒细胞白血病（AML-M3）

此类病例有时鉴别起来比较困难，尤其当早幼粒细胞特征不呈典型时。原始细胞增多的 AML-M3，其原始细胞与早幼粒细胞之比一般 <1：3；另外，t（15；17）染色体异位和 PML-RARA 基因检测可以比较特异地鉴别不典型的 AML-M3 和 AML-M2。

（四）AML-M2 与急性单核细胞白血病（AML-M5）

一般通过细胞形态、化学染色和免疫表型特征，可以比较好地鉴别 AML-M2

和 AML-M5。原粒细胞通常胞体规整；核呈圆或椭圆形，核染色质呈细粒状，平坦如薄沙，可见数个小核仁；胞质量少至中等，呈不同深浅的蓝色，可见细小粉尘样颗粒和 Auer 小体。肉眼可以辨识的原粒细胞通常 MPO 阳性率 ≥ 3%，CAE 在部分病例呈阳性，α-NAE 呈阴性或弱阳性，NBE 呈阴性。原始单核细胞一般胞体较大，胞质呈灰蓝、丰富，核染色质较细致、呈网状，易见核扭曲、折叠；核仁 1 个或多个，大而明显。原始单核细胞常表现为 MPO、CAE、α-NAE 及 NBE 均呈阴的"四阴"特征；幼稚单核细胞和成熟单核细胞 MPO 呈细小散在的弱阳性；从幼单阶段开始，α-NAE 呈中等到较强阳性且可为 NaF 抑制，NBE 或溶菌酶染色呈阳性。所以原始粒细胞和原始单核细胞的鉴别，主要通过细胞的形态学特征和化学染色特征，必要时可以借助免疫标记进行判定，如典型的单核细胞抗原 CD14、CD68 和 CD11b 等，粒细胞系列的抗原 CD13、CD33 及 CD15 等。

六、病例分析

[病例四]

1. 简要病史　患者，女，49 岁，因贫血，血小板减少，以"血细胞减少原因待查"入院。1 个月前曾因乏力就诊，其间无发热、上腹部不适和疼痛，间断有黑便，鼻出血、鼻腔脓肿和眼周皮肤红肿。曾于当地医院输液治疗（具体不详）。患者自幼患"偏头痛"，长期口服止痛药，约 3 个月前口服中药"除湿"。查体：T 37.4℃，P 100 次/分，R 20 次/分，BP 90/60 mmHg；一般状况欠佳，贫血貌，浅表淋巴结无肿大，皮肤黏膜未见黄染和出血，口腔黏膜散在针尖样溃疡，咽不红，双侧扁桃体无肿大；双肺呼吸音粗，未闻及明显干湿啰音，心率 100 次/分，律齐，未闻及明显杂音；腹软，无压痛及反跳痛，肝脾肋下未及。

2. 血常规主要指标　见下表。

中文名称	英文缩写	结果	单位	参考区间
白细胞	WBC	15.0	10^9/L	3.5~9.5
红细胞	RBC	1.48	10^{12}/L	3.8~5.1
血红蛋白	HB	51	g/L	115~150
血小板	PLT	15	10^9/L	125~350

3. 血象和骨髓象分析　见图 1.3.3~9。

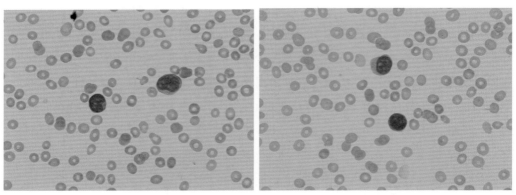

图 1.3.3　AML-M2a 血象（瑞—姬染色，1 000×）

外周血白细胞偏多，原始髓细胞约占 32%，成熟红细胞大小不等，血小板散在少见

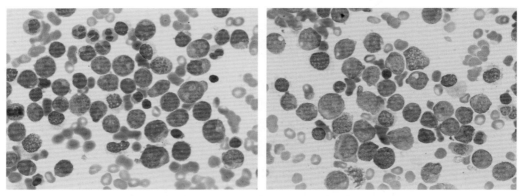

图 1.3.4　AML-M2a 骨髓象（瑞—姬染色，1 000×）

1. 骨髓小粒易见，涂片制备、染色良好。
2. 骨髓增生极度活跃。
3. 粒系增生极度活跃，原始粒细胞约占 39.5%。该类细胞体中等、偏大，呈圆形或类圆形；胞核呈圆形或类圆形，部分可见核凹陷，核染色质呈粗粒状，可见 1~3 个核仁；胞质量多少不等，染蓝色，部分细胞质内可见细小紫红色颗粒。细胞化学染色结果见后图。
4. 红系增生减低，成熟红细胞大小不等。
5. 淋巴细胞约占 7.5%。
6. 全片共见巨核细胞 3 个，血小板散在少见。

意见：考虑 AML-M2a，请结合免疫表型及基因、染色体等相关实验室检查

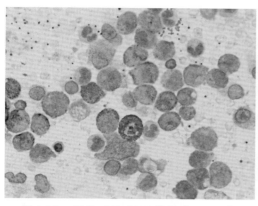

图 1.3.5　AML-M2a MPO 染色（1 000×）
原始粒细胞呈阳性

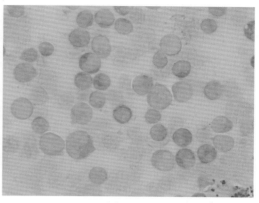

图 1.3.6　AML-M2a PAS 染色（1 000×）
原始粒细胞呈阳性

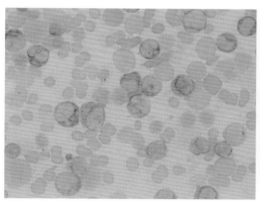

图 1.3.7　AML-M2a CAE 染色（1 000×）
部分原始粒细胞呈阴性，部分呈阳性

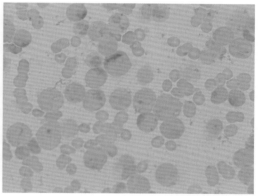

图 1.3.8　AML-M2a α-NAE 染色（1 000×）
原始粒细胞呈不同强度的阳性

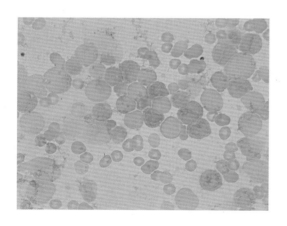

图 1.3.9　AML-M2a NBE 染色（1 000×）
原始粒细胞呈阴性

4. 流式细胞学检查　原始细胞约占有核细胞的 31.57%。该类细胞表达 CD34、CD13、CD33、CD38、CD117 和 HLA-DR，部分表达 CD64，少量表达 CD7，不表达 CD2、CD3、CD5、CD8、CD10、CD14、CD16、CD19、CD20 和 CD56。流式细胞学检查结果符合急性髓细胞白血病免疫表型。

5. 细胞遗传学和分子生物学检查　46，XX。AML 融合基因筛查均为阴性，血液系统疾病基因突变筛查为阴性。

6. 诊断与分析　本病例外周血和骨髓原始细胞分别约占 32%、39.5%，原始细胞胞质中可见 Auer 小体，MPO 呈强阳性，符合原始粒细胞形态和化学染色特征。原粒细胞 >30%、<90%，符合 FAB 分型中 AML-M2 的诊断标准。免疫表型支持 AML 诊断，染色体核型正常，无 AML 相关融合基因，无 *NPM1*、*RUNX1*、*CEBPA* 双等位基因突变，故可诊断为 WHO 分型 AML-NOS 中的 AML 成熟型。

[病例五]

1. 简要病史　患者，女，29 岁。因头晕、乏力伴活动后气短、耳鸣入院。1 个月前于妊娠晚期发现血糖高（未见化验单），并有头晕、乏力，加重 1 周。血常规示贫血、血小板低 45×10^9/L。输注血浆、血小板后行剖宫产，产 1 子。术后无大出血，出院后自服"益气补血口服液"等，效果不佳，上述症状进行性加重。既往体健，有输血型史。查体：T 37℃，P 106 次 / 分，R 21 次 / 分，BP 116/85 mmHg；一般状况可，贫血貌，皮肤散在少量针尖样出血点，胸骨轻叩痛，心、肺、肝和脾未见异常。

2. 血常规主要指标　见下表。

中文名称	英文缩写	结果	单位	参考区间
白细胞	WBC	15.19	10^9/L	3.5~9.5
红细胞	RBC	1.49	10^{12}/L	3.8~5.1
血红蛋白	HB	50	g/L	115~150
血小板	PLT	19	10^9/L	125~350

3. 血象和骨髓象分析　见图 1.3.10~16。

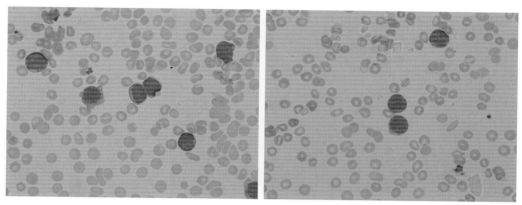

图 1.3.10　AML-M2 血象（瑞—姬染色，×1000）

外周血白细胞增高，原始细胞约占 76%。成熟红细胞大小不等，血小板散在可见

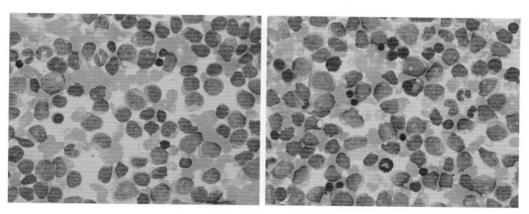

图 1.3.11　AML-M2 骨髓象（瑞—姬染色，×1000）

1. 骨髓小粒易见，涂片制备、染色良好。

2. 骨髓增生极度活跃。

3. 粒系增生明显活跃，原始粒细胞约占 65.5%。该类细胞胞体偏大，呈圆形或类圆形；胞核呈圆形，染色质细致较疏松，可见 1~3 个；胞质量多少不等，染灰蓝色，含细小粉尘样颗粒，偶见 Auer 小体。细胞化学染色见后图。

4. 红系增生减低，成熟红细胞大小不等。

5. 淋巴细胞约占 8.5%。

6. 全片共见巨核细胞 3 个，血小板散在可见。

考虑 AML-M2a，请结合免疫表型及基因、染色体等相关实验室检查

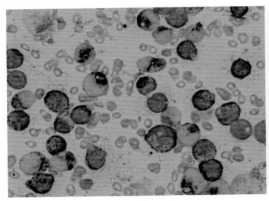

图 1.3.12　AML-M2 MPO 染色（1 000×）
原始粒细胞及各期粒细胞均呈阳性

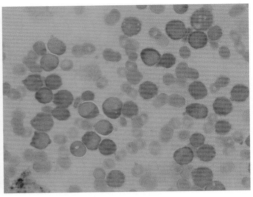

图 1.3.13　AML-M2 PAS 染色（1 000×）
原始粒细胞呈弥散颗粒状阳性，随粒细胞成熟阳
性反应增强

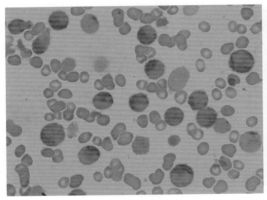

图 1.3.14　AML-M2 CAE 染色（1 000×）
原始粒细胞多呈阴性，随粒细胞逐渐成熟阳性反应
逐渐增强

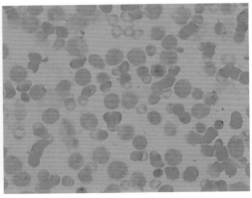

图 1.3.15　AML-M2 α-NAE 染色（1 000×）
原始粒细胞多呈阴性，图中下方巨噬细胞亦呈阳性

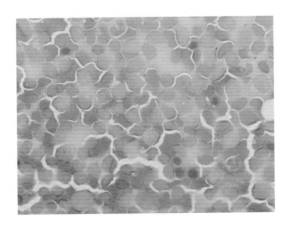

图 1.3.16　AML-M2 NBE 染色（1 000×）
各阶段粒细胞呈阴性

4. 免疫表型分析　原始细胞约占有核细胞的55%。该群细胞表达CD13、CD33、CD38、HLA-DR，部分表达CD19、CD34、CD56、CD117，少量表达CD15，不表达CD2、CD3、CD5、CD7、CD8、CD10、CD11b、CD14、CD16、CD20和CD64。流式细胞学检查结果符合急性髓细胞白血病免疫表型。

5. 细胞遗传学和分子生物学检查　46，XX。AML融合基因筛查均为阴性，血液系统疾病基因突变筛查均为阴性。

6. 诊断与分析　此病例中的外周血和骨髓原始细胞分别约占76%和65.5%，此类细胞胞体和胞核多为圆形、较规则，染色质呈细致粒状，核仁明显，1~3个；细胞胞质内含细小粉尘样颗粒，偶见Auer小体，MPO呈强阳性，CAE呈部分阳性，α-NAE和NBE均呈阴性，符合原始粒细胞的形态和化学染色特征，FAB分型诊断为AML-M2。免疫标记支持AML-M2诊断，染色体核型正常，无AML相关融合基因，无 *NPM1*、*RUNX1*、*CEBPA* 双等位基因突变，故可诊断为WHO分型AML-NOS中的AML成熟型。

（张霓霓　武焕玲）

第四章　急性早幼粒细胞白血病

一、概述

急性早幼粒细胞白血病（AML-M3，APL）是一种特殊类型的 AML，绝大多数患者具有特异的染色体易位［t（15；17）（q22；q12）］，形成 *PML-RARA* 融合基因；少数病例具有 t（11；17）、t（5；17）等染色体异位，形成 *ZBTB16-RARA*、*NPM1-RARA*、*STAT5B-RARA* 融合基因。因此，形态学诊断 APL 的病例，在 WHO 分型方案中，如具有 *RARA* 融合基因，则被称为 AML 伴 *RARA* 亚型；未检测到 *RARA* 基因融合的，则可继续被称为 APL。*RARA* 及其融合基因的蛋白产物导致细胞分化阻滞和凋亡不足，是 APL 发生的主要分子机制。

APL 易发生在中青年，平均发病年龄为 44 岁，APL 占同期 AML 的 10%~15%，发病率约 0.23/10 万。APL 临床表现凶险，起病及诱导治疗过程中容易发生出血和栓塞而引起死亡。近 30 年来，由于全反式维 A 酸（ATRA）和砷剂的规范化临床应用，APL 已成为无须进行造血干细胞移植即可治愈的白血病。下文仍然按照 FAB 方案阐述 APL 形态特征。

二、细胞形态学

FAB 分型根据异常早幼粒细胞胞质颗粒的特征将 AML-M3 分为三种类型：AML-M3a（粗颗粒型）、AML-M3b（细颗粒型）和 AML-M3c（无或少颗粒型）。

（一）AML-M3a

1. 细胞形态　AML-M3a 骨髓中颗粒增多的异常早幼粒细胞 ≥ 30%（NEC）（目前使用 ANC 计数，异常早幼粒细胞 ≥ 20% 即可），细胞大小不一，胞核大小不一，形状不规则，常呈肾形、分叶状；染色质细致，有明显核仁；胞质丰富、染蓝色，可见内、外质，内质充满密集粗大的紫红色颗粒（粗颗粒），可见柴捆状 Auer 小体（图 1.4.1）。

2. 化学染色

（1）MPO 染色　异常早幼粒细胞呈强阳性。

（2）PAS 染色　呈阴性或弱阳性。

（3）CAE 染色　异常早幼粒细胞呈阳性。

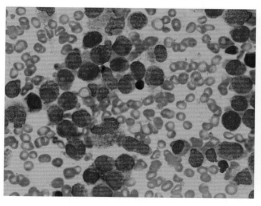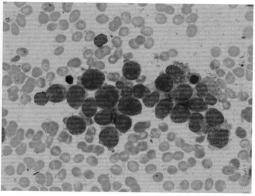

图 1.4.1　AML-M3a 骨髓象（瑞—姬染色，1 000×）

可见颗粒增多的异常早幼粒细胞，可见细胞内、外质，内质充满密集粗大的紫红色颗粒

（4）α-NAE 染色　异常早幼粒细胞呈强阳性，且不被 NaF 抑制。

（5）NBE 染色　异常早幼粒细胞呈阴性或阳性。

（二）AML-M3b

1. 细胞形态　细颗粒型 AML-M3 约占早幼粒细胞白血病的 20%，其白血病细胞形似幼单核细胞，有折叠或分叶状的细胞核；Auer 小体可存在，但不甚明显；多数白血病细胞含有较多细小的嗜天青颗粒（细颗粒）（图 1.4.2）。

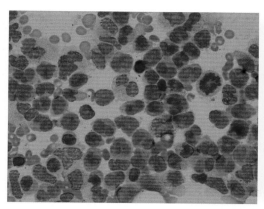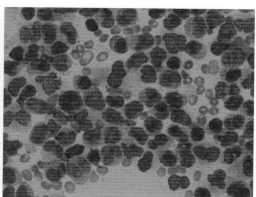

图 1.4.2　AML-M3b 骨髓象（瑞—姬染色，1 000×）

异常早幼粒细胞含有较多的细小嗜天青颗粒，胞核折叠或呈分叶状

2. 化学染色

（1）MPO 染色　异常早幼粒细胞呈强阳性。

（2）PAS 染色　呈阴性或弱阳性。

（3）CAE 染色　异常早幼粒细胞呈阳性。

（4）α-NAE 染色　异常早幼粒细胞呈强阳性，且不被 NaF 抑制。

（5）NBE 染色　异常早幼粒细胞呈阴性或阳性。

（三）AML-M3c（微颗粒型或无颗粒型）

1. 细胞形态　此类少见，其胞质内的颗粒十分微小，在光学显微镜下甚至不可见。MPO 染色一般呈强阳性，通过仔细观察后，能发现典型的颗粒较多的早幼粒细胞，白细胞总数通常明显升高。易与 M2、M5 混淆（图 1.4.3）。

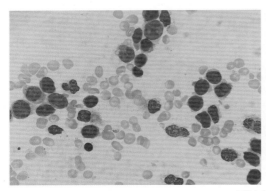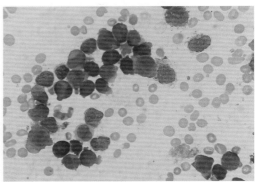

图 1.4.3　AML-M3c 骨髓象（瑞—姬染色，1 000×）

可见大量乏颗粒的异常早幼粒细胞，细胞核易见折叠和分叶

2. 化学染色

（1）MPO 染色　异常早幼粒细胞呈强阳性。

（2）PAS 染色　呈阴性或弱阳性。

（3）CAE 染色　异常早幼粒细胞呈阳性。

（4）α-NAE 染色　异常早幼粒细胞呈强阳性，且不被 NaF 抑制。

（5）NBE 染色　异常早幼粒细胞呈阴性。

三、免疫表型

典型的 AML-M3 的免疫表型为：异常的早幼粒细胞表达 CD13、CD33、CD117 和 MPO，不表达或弱表达 CD34、HLA-DR、CD11b、CD14、CD64、CD56，少数表达 CD56 患者提示预后较差。

四、诊断标准

骨髓中颗粒增多的异常早幼粒细胞 ≥ 30%（NEC），符合 AML-M3 形态学和化学染色特征，FAB 分型可诊断为 AML-M3。若基因检查或 FISH 试验证实存在 *PML-RARA* 融合基因、染色体存在 t（15；17）、t（11；17）或 t（5；17），WHO

分型为 APL 伴 *PML-RARA*。如遇形态学符合 AML-M3 诊断标准，但没有细胞遗传学和分子生物学指标支持诊断的情况，建议进一步做测序分析。

五、鉴别诊断

（一）再生障碍性贫血

以贫血、出血、发热为主要症状，外周全血细胞减少，骨髓增生减低，无异常幼稚细胞；多数急性早幼粒细胞白血病增生极度活跃，以异常早幼粒细胞为主。

（二）骨髓增生异常综合征（MDS）

MDS 共分 5 型。AML-M3 主要与 MDS-EB- Ⅰ、MDS-EB- Ⅱ 相鉴别，二者的症状和体征与早幼粒细胞白血病相似，血象或骨髓象可出现原始、幼稚细胞，但比例均不足 20%。

（三）急性粒细胞缺乏症恢复期

急性粒细胞缺乏症发病前有感染和用药史，此时骨髓中原始和早幼粒细胞增多，但红系、巨核细胞、血小板等未发生特殊改变，染色体检查结果正常；无白血病细胞浸润症状，定期复查骨髓，最终可排除白血病。

（四）结缔组织病、肝硬化、脾功能亢进等

这些病均可以引起血细胞减少，但有相应的临床病史和体征，骨髓象检查未发现异常，以此与 AML-M3 相鉴别。

六、病例分析

［病例六］

1.简要病史　男，33岁，因"7天前无明显诱因出现头痛，伴四肢散在瘀斑、瘀点"入院。无发热、寒战，无咳嗽、呕吐，无腹痛等不适。无高血压、糖尿病、冠心病等急慢性系统病史。否认接触毒物及放射性物质病史，吸烟、饮酒，无家族重大疾病遗传史。实验室检查：D- 二聚体 15.42 mg/L，PT 17.3 秒，纤维蛋白原 1 g/L。查体：肝、脾肋下未触及，脊柱弯曲。

2.血常规主要指标　见下表。

中文名称	英文缩写	结果	单位	参考区间
白细胞	WBC	85.3	10^9/L	3.5~9.5
红细胞	RBC	2.37	10^{12}/L	4.5~5.8
血红蛋白	HB	77	g/L	130~175
血小板	PLT	18	10^9/L	125~350

3. 血象和骨髓象分析　见图 1.4.4~11。

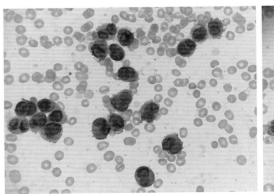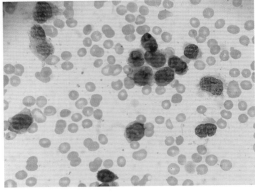

图 1.4.4　AML-M3b 血象（瑞—姬染色，1 000×）

外周血白细胞明显增高，以异常早幼粒细胞为主。该类细胞外形不规则，多有伪足和瘤状突起；核畸变显著，可见花蕾样、分叶状等形态变化，染色质变粗，部分可见核仁；胞质内有细小的颗粒。成熟红细胞大小不等，血小板散在少见

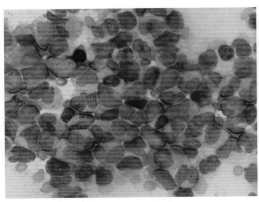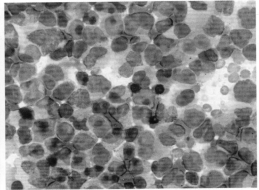

图 1.4.5　AML-M3b 骨髓象（瑞—姬染色，1 000×）

1. 骨髓小粒易见，涂片制备、染色良好。

2. 骨髓增生极度活跃。

3. 粒系增生极度活跃，颗粒增多的异常早幼粒细胞约占 80%。该类细胞胞体呈圆形、椭圆形或不规则形；胞核呈圆形、椭圆形，易见扭曲、折叠和核分叶；胞质量丰富，可见内、外质，内质内充满大量细小、紫红色颗粒，外浆染蓝色，无颗粒。细胞化学染色结果见后图。

4. 红系增生减低，成熟红细胞大小不等。

5. 淋巴细胞约占 6%。

6. 全片共见巨核细胞 1 个，血小板散在少见。

考虑 AML-M3b，请结合免疫分型、基因、染色体等相关实验室检查

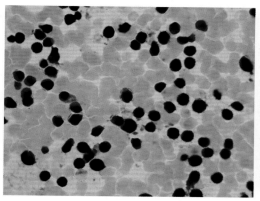

图 1.4.6　AML-M3 MPO 染色（1 000×）
异常早幼粒细胞呈强阳性

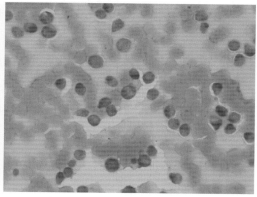

图 1.4.7　AML-M3 PAS 染色（1 000×）
异常早幼粒细胞呈阳性

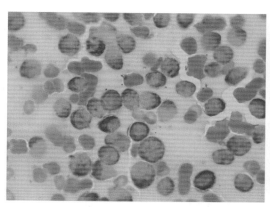

图 1.4.8　AML-M3 CAE 染色（1 000×）
异常早幼粒细胞呈阳性

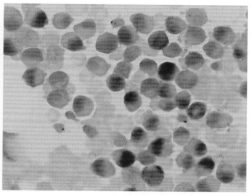

图 1.4.9　AML-M3 骨髓象 α-NAE 染色
（1 000×）
异常早幼粒细胞呈强阳性

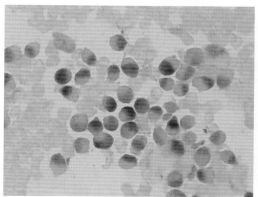

图 1.4.10　AML-M3 骨髓象 α-NAE +NaF 染色
（1 000×）
异常早幼粒细胞不被抑制

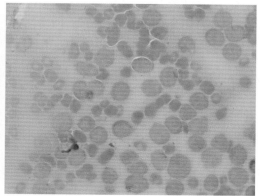

图 1.4.11　AML-M3 NBE 染色（1 000×）
异常早幼粒细胞呈较弱阳性

4.诊断与分析　此病例骨髓象异常早幼粒细胞约占80%，该类细胞外形不规则，多有伪足和瘤状突起；核畸形变显著，可见花蕾样、分叶状等形态变化，染色质变粗，核仁可见；有内、外质，内质含大量细小紫红色颗粒。此类细胞化学染色MPO呈强阳性，CAE呈阳性，α-NAE呈阳性且不为NaF抑制，PAS呈阳性，符合典型的异常早幼粒细胞形态学和化学染色特征，支持FAB分型中AML-M3b的诊断；染色体核型分析具有t（15;17），融合基因 *PML-RARA* 阳性，故WHO分型为APL伴 *PML-RARA* 亚型。

[病例七]

1.简要病史　女，31岁，因"无明显诱因全身多处瘀斑伴乏力"入院。于当地医院检查血常规发现血小板减少，幼稚粒细胞增多。患者无高血压、糖尿病等病史，无粉尘、放射性物质接触史。查体：肝、脾肋下未触及。

2.血常规主要指标　见下表。

中文名称	英文缩写	结果	单位	参考区间
白细胞	WBC	3.07	10^9/L	3.5~9.5
红细胞	RBC	2.67	10^{12}/L	3.8~5.1
血红蛋白	HB	80	g/L	115~150
血小板	PLT	35	10^9/L	125~350

3.血象和骨髓象分析　见图1.4.12~19。

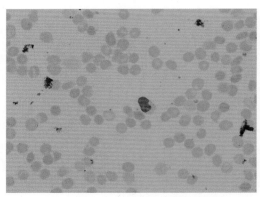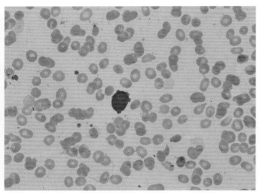

图1.4.12　AML-M3a血象（瑞—姬染色，1 000×）
白细胞偏低，异常早幼粒细胞约占70%，成熟红细胞大小不等，血小板散在可见

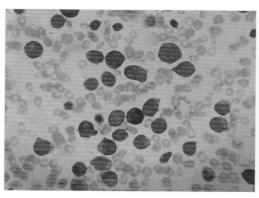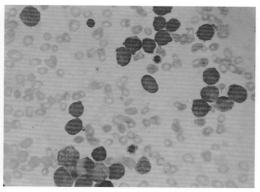

图 1.4.13　AML–M3a 骨髓象（瑞—姬染色，1 000×）

1. 骨髓小粒易见，涂片制备、染色良好。

2. 骨髓增生极度活跃。

3. 粒系增生极度活跃，异常早幼粒细胞约占 86.5%。该类细胞胞体中等，呈圆形、类圆形；胞核呈圆形、类圆形，易见扭曲、折叠和核分叶；胞质量丰富，可见内、外质，内质充满大量粗大紫红色颗粒，外质呈蓝色，无颗粒，部分细胞胞质中可见 Auer 小体。细胞化学染色结果见后图。

4. 红系增生减低，成熟红细胞大小不等。

5. 淋巴细胞约占 8.5%。

6. 全片共见巨核细胞 12 个，血小板散在少见。

考虑 AML–M3a，请结合免疫分型、基因、染色体等相关实验室检查

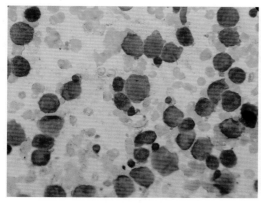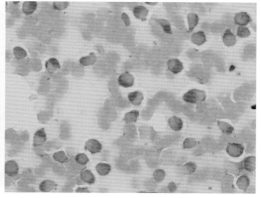

图 1.4.14　AML–M3a MPO 染色（1 000×）　　　　图 1.4.15　AML–M3a PAS 染色（1 000×）
　　　异常早幼粒细胞呈强阳性　　　　　　　　　　　　异常早幼粒细胞呈阳性

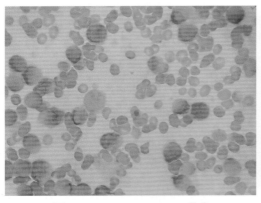

图 1.4.16　AML-M3a CAE 染色
（1 000×）
异常早幼粒细胞呈阳性

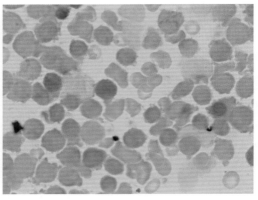

图 1.4.17　AML-M3a α-NAE 染色（1 000×）
异常早幼粒细胞呈阳性

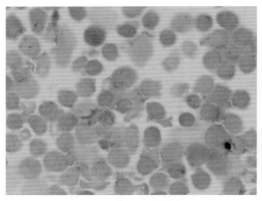

图 1.4.18　AML-M3a α-NAE+NaF 染色
（1 000×）
异常早幼粒细胞抑制不明显

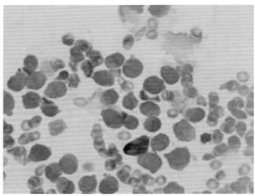

图 1.4.19　AML-M3a NBE 染色（1 000×）
异常早幼粒细胞呈阳性

　　4. 诊断与分析　此病例外周血和骨髓中异常早幼粒细胞分别约占 70% 和 86.5%，该类细胞胞体中等，胞质量丰富，可见内、外质，内质充满大量粗大的紫红色颗粒，外质染蓝色，无颗粒，部分细胞可见 Auer 小体。化学染色 MPO 呈阳性，CAE 呈阳性，α-NAE 呈阳性且不被 NaF 抑制，符合典型的异常早幼粒细胞形态学和化学染色特征，支持 FAB 分型 AML-M3a 的诊断。染色体核型分析具有 t（15；17），*PML-RARA* 融合阳性，故 WHO 诊断为 APL 伴 *PML-RARA* 亚型。

[病例八]

1.简要病史　女，39岁。因"3天前出现发热，体温最高达38.5℃，伴头晕、乏力、流涕，偶有胸闷"入院。十余年前查体发现贫血，一直未行特殊诊治。4个月前患"带状疱疹"，已痊愈。实验室检查：白细胞 82.13×10⁹/L，血小板 46×10⁹/L，纤维蛋白原 1.88 g/L。查体：腹部膨隆、无压痛，肝脾肋下未触及。

2.血常规主要指标　见下表。

中文名称	英文缩写	结果	单位	参考区间
白细胞	WBC	92.8	10^9/L	3.5~9.5
红细胞	RBC	1.64	10^{12}/L	3.8~5.1
血红蛋白	HB	47	g/L	115~150
血小板	PLT	16	10^9/L	125~350

3.血象和骨髓象分析　见图 1.4.20~27。

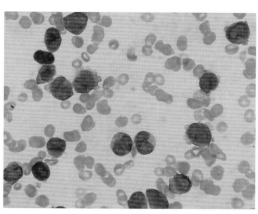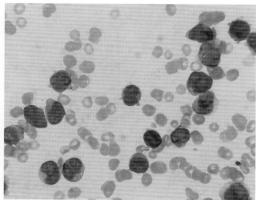

图 1.4.20　AML-M3c 血象（瑞—姬染色，1 000×）
白细胞明显增高，以异常早幼粒细胞为主，约占85%。成熟红细胞大小不等，血小板散在少见

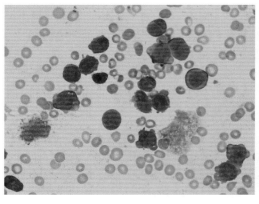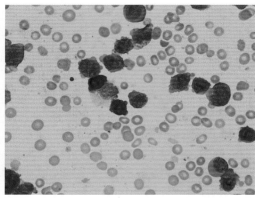

图 1.4.21　AML-M3c 骨髓象（瑞—姬染色，1 000×）

1. 骨髓小粒易见，涂片制备、染色良好。

2. 骨髓增生明显活跃。

3. 粒系增生明显活跃，异常早幼粒细胞约占 96%。该类细胞胞体呈圆形、椭圆形或不规则形；胞核不规则，可见扭曲、折叠和分叶；胞质量中等，内、外质明显，部分细胞胞质内无颗粒或可见稀少细小紫红色颗粒。细胞化学染色结果见后图。

4. 红系增生减低，成熟红细胞大小不等。

5. 淋巴细胞约占 2%。

6. 全片未见巨核细胞，血小板散在少见。

考虑 AML-M3c，请结合免疫分型、基因、染色体等相关实验室检查

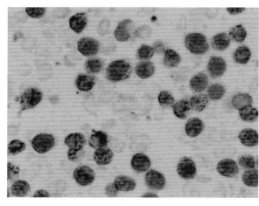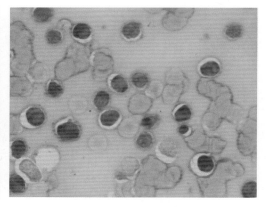

图 1.4.22　AML-M3c MPO 染色（1 000×）　　　图 1.4.23　AML-M3c PAS 染色（1 000×）
异常早幼粒细胞呈阳性　　　　　　　　　　　异常早幼粒细胞呈阳性

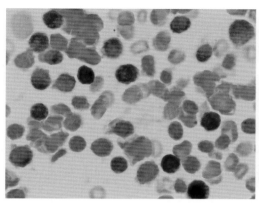

图 1.4.24　AML-M3c CAE 染色（1 000×）
异常早幼粒细胞呈阳性

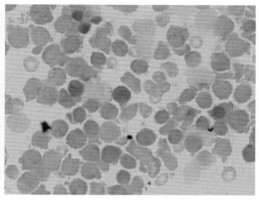

图 1.4.25　AML-M3c α-NAE 染色（1 000×）
异常早幼粒细胞呈阳性

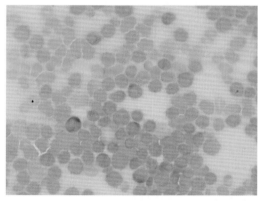

图 1.4.26　AML-M3c α-NAE+NaF 染色
（1 000×）
异常早幼粒细胞不被抑制

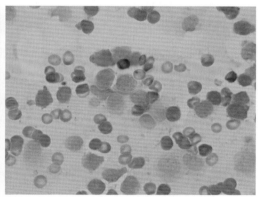

图 1.4.27　AML-M3c NBE 染色
（1 000×）
异常早幼粒细胞呈阴性

4. 诊断与分析　此病例外周血和骨髓异常早幼粒细胞分别为占 85% 和 96%，该类细胞胞体中等，易见伪足；核易见扭曲、折叠和分叶，内、外质明显，形态与异常早幼粒非常相似，只是部分细胞胞质内无颗粒或仅见稀少细小紫红色颗粒。化学染色 MPO 呈强阳性，CAE 呈阳性，α-NAE 呈阳性且不被 NaF 抑制，支持 AML-M3c 的诊断。流式细胞检测符合异常早幼粒特征，核型分析和基因检测有 t（15；17）和 PML-RARA 融合基因，支持 AML-M3 诊断，WHO 分型为 APL 伴 PML-RARA 亚型。

（张延强　武焕玲）

第五章 急性粒—单核细胞白血病

一、概述

急性粒—单核细胞白血病即 FAB 分型中的 AML-M4，是一种粒细胞和单核细胞两系同时发生恶性增生的急性白血病。临床兼有急粒和急单白血病的特征，约占 AML 的 15%。可见于任何年龄，但多见于中、老年人。典型表现为贫血、血小板减少、发热和疲倦。白细胞数可增高，有较多的原始细胞和幼单核细胞。本病缓解率高，脑膜白血病发生率相对较高。

二、细胞形态学

骨髓增生极度活跃或明显活跃，粒系和单核系细胞同时增生，骨髓中原始细胞 ≥ 20%（包括幼单核细胞），有证据表明存在粒系和单核系两个方向的分化，即中性粒细胞及其前体细胞、单核细胞及其前体细胞比例各 ≥ 20%。原始粒细胞胞体较小，胞质量少，核染色质细颗粒状，可见较短的 Auer 小体。原始单核细胞胞体较大，核染色质细致、疏松网状，有一个或多个大而明显的核仁；胞质量较丰富，嗜碱性强，可有散在的嗜天青颗粒，胞质中可见较长的 Auer 小体。幼单核细胞核形不规则，明显扭曲、折叠。FAB 分型按粒系和单核系细胞增生程度、所占比例和形态不同，分为 AML-M4a、AML-M4b、AML-M4c、AML-M4Eo 四个亚型。WHO 分型不将 AML-M4 分为更多的亚型，其诊断标准更好把握（见"诊断标准"）。下文仍然按 FAB 阐述此型的形态学特征。

（一）AML-M4a

AML-M4a 骨髓象以原始和早幼粒细胞增生为主，原、幼单核细胞和单核细胞 ≥ 20%（NEC）（图 1.5.1）。

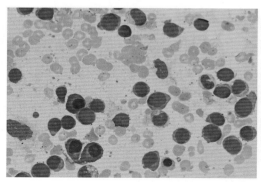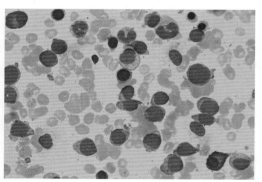

图 1.5.1 AML-M4a 骨髓象（瑞—姬染色，1 000×）

原始细胞比值增高，部分原始细胞质中含较多细小粉尘样紫红色颗粒，部分细胞核扭曲、折叠，浆细胞易见

（二）AML-M4b

以原、幼单核细胞增生为主，且原始和早幼粒系细胞≥20%（NEC）（图1.5.2）。

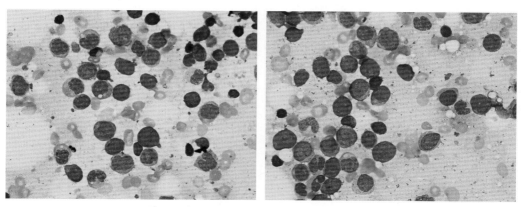

图 1.5.2　AML-M4b 骨髓象（瑞—姬染色，1 000×）

原始细胞比值增高，其胞体偏大；核多呈圆形或类圆形，易见核扭曲、折叠，核染色质呈不均匀疏松网状，可见大而不规则、不清晰的核仁；胞质量少至中等，染灰蓝色，部分细胞质内含细小粉红色颗粒，可见空泡

（三）AML-M4c 细胞形态

具有粒、单两系特征的原始细胞≥30%（NEC）（图1.5.3）。

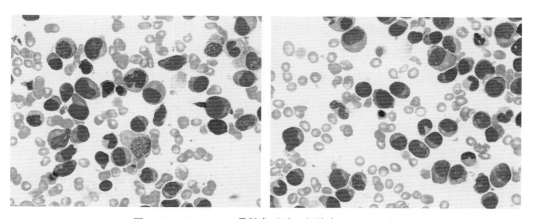

图 1.5.3　AML-M4c 骨髓象（瑞—姬染色，1 000×）

原始细胞所占比例增高。部分原始细胞胞体小、外形规则，胞质量少，无颗粒；另一类原始细胞胞体较大，胞核椭圆形，核染色质细致粒状，胞质量丰富，有细小紫红色颗粒。可见部分单核细胞

（四）AML-M4Eo

为 AML-M4 中的一个特殊亚型，骨髓中异常嗜酸性粒细胞（通常含有粗大而圆的嗜酸颗粒及着色较深的嗜碱颗粒）增多，占 5%~30%（NEC）（图 1.5.4）。易伴重现性 16 号染色体异常，WHO 分型为 AML 伴 inv（16）（p13；q22）或 t（16；16）（p13；q22），*CBFβ/MYH11*。

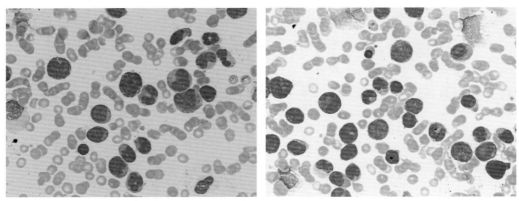

图 1.5.4　AML-M4Eo 骨髓象（瑞—姬染色，1 000×）
骨髓原始细胞增高，可见中晚幼粒细胞、幼单核细胞，并可见异常嗜酸性粒细胞

（五）化学染色

1. MPO 染色　原单和幼单细胞呈阴性或弱阳性，幼粒细胞呈阳性或强阳性。

2. CAE 染色　粒系细胞呈阳性，单核系细胞呈阴性。

3. α-NAE 染色　原始和幼稚细胞呈阳性。其中，原粒细胞不被 NaF 抑制，而单核细胞被 NaF 抑制（此点可与 M2、M3、M5 白血病初步鉴别）。粒系细胞 α-NAE 反应强度一般比单核系弱。

4. NBE 染色　粒系呈阴性，单核系呈阳性或强阳性。

5. PAS 染色　原粒细胞多呈阴性，少数为细小颗粒状阳性。原单细胞的阳性反应多为细颗粒弥散分布，胞质边缘颗粒较粗大。

三、免疫表型

此型白血病通常有比较复杂的免疫表型，有多个原始细胞群。原始细胞常表达 CD34、CD117，向下分化的白血病细胞表达粒、单核系分化抗原，如 CD13、CD33、CD15、CD14、CD11b、CD64。

四、遗传学检查

染色体和基因检查，如发现 11q23、inv（16）、t（16；16）或 *CBFβ/MYH11* 融合基因，应归入伴重现性遗传学异常的 AML。

五、诊断标准

AML-M4 有粒系和单核系不同程度的增生，不同病例的血象、骨髓象细胞学表现差异比较大，是一种异质性比较强的 AML。

FAB 的分型方案，国内和国外对于 AML-M4 的诊断标准有所不同，在《血液病诊断与疗效标准》（第 4 版）中，根据国内专家组意见，将 AML-M4 分为四种亚型，即 AML-M4a、AML-M4b、AML-M4c、AML-M4Eo。AML-M4a 以原粒和早幼粒增生为主，原单、幼单和成熟单核细胞 ≥ 20%（NEC）；AML-M4b 以原、幼单为主，原粒加早幼粒 ≥ 20%（NEC）；AML-M4c 原始细胞既具有粒系又具有单核系形态特征者 >30%（NEC）。在国外，将 AML-M4 分为 5 种情况：①骨髓原始细胞 >30%，原粒加早幼粒、中幼粒和其他中性粒细胞 >30%，不同成熟阶段的单核细胞（常为幼单和成熟单核细胞）>20%；②骨髓象如上，外周血单核细胞系（原单、幼单和成熟单核细胞）≥ 5×10^9/L；③骨髓象如上，外周血单核细胞 <5×10^9/L，但血清溶菌酶和细胞化学支持单核细胞数量显著；④骨髓象似 M2，而单核细胞系 ≥ 20%，或血清溶菌酶超过正常的 3 倍以上，或尿溶菌酶超过正常的 3 倍；⑤骨髓象似 M2，而外周血单核细胞 ≥ 5×10^9/L。

综上所述，根据国内专家组的意见，诊断 AML-M4 需要区分原粒、原单、早幼粒和幼单核细胞，并提出一种原始细胞既有粒系的特征又有单核系的形态学特征：其胞体较大，胞核呈圆形或类圆形；核染色质细致均匀粒状，核仁比较小；胞质量较丰富，灰蓝色，部分可见细小或粗大粉尘样颗粒。如利用目前我们理解的血细胞分化发育的规律分析这类细胞的来源，有可能来源于粒—单祖细胞，即原粒和原单之前的原始髓系祖细胞阶段，发生了分化发育异常，导致白血病发生。AML-M4 的免疫标记表型分析显示，原始细胞会同时表达粒系和单核系的 CD 分子，从某种意义上证实了这点。国外的 AML-M4 诊断注重粒系及单核细胞增殖的数量，以骨髓或外周血单核细胞的比值、绝对值以及溶菌酶的含量，来说明机体单核细胞的过度增殖。根据 WHO 分型诊断 AML-NOS 的急性粒—单核细胞白血病，首先需排除 AML 伴重现性遗传学异常、治疗相关及 MDS 相关改变，不再将急性粒—单核细胞白血病分为 M4a、M4b、M4c 几种亚型，而只是强调骨髓或外周血原始细胞，包括原粒、原单和幼单≥20%，粒系及其前体细胞和单核及前体细胞各≥20%，因此较FAB 分型方案更容易掌握。在此亚型的诊断中，细胞化学染色、溶菌酶检测对区分粒系和单核系细胞具有重要的作用，免疫表型可以提供支持诊断。

单纯从细胞形态学角度，对于国内、国外 FAB 诊断标准以及 WHO 诊断标准，笔者认为 FAB 国外分型标准和 WHO 标准更加容易掌握，尤其是 WHO 的诊断标准，更加简化且容易把握。在此类型的白血病中，清晰辨识原粒、原单、早幼粒和幼单，是比较困难的，如将原始髓细胞（包括典型的原粒、原单和不好分类的原始髓细胞）归为一类，相对更加合理。幼单核细胞根据其特征性扭曲折叠的核、灰蓝色不透明胞质和细小粉尘样颗粒，可以比较明确地划分出来。在区分幼单和病态的幼粒细胞时，可借助化学染色。免疫表型分析有粒细胞群和单核细胞群，有助于此类型的诊断。AML-M4Eo 骨髓象可以看到一定数量的异常嗜酸性粒细胞，常与 inv(16) 相关，而被归类为 AML 伴重现性遗传学异常。

AML-M4 免疫表型和细胞遗传学特征同前。

六、鉴别诊断

（一）AML-M1

1. 原、幼细胞类型及比例　AML-M4 骨髓象中性粒细胞及其前体细胞、单核细胞及其前体细胞各≥20%；AML-M1 骨髓象原始粒细胞≥90%（NEC），早幼粒细胞很少，中幼粒细胞以下阶段不见或罕见。

2. 化学染色　AML-M4 MPO 部分细胞呈弱阳性，部分呈强阳性；AML-M1 呈强阳性反应。AML-M4 的 NBE 呈部分阳性，AML-M1 呈阴性，据此可初步判断。

（二）AML-M2

1. 原、幼细胞类型及比例　M4 中性粒细胞及其前体细胞、单核细胞及其前体细胞各≥20%；M2 原始粒细胞占 30%~90%，单核细胞 <20%。

2. 化学染色　AML-M4 MPO 部分呈弱阳性、部分呈强阳性，AML-M2 呈强阳性。AML-M4 NBE 呈部分阳性，AML-M2 呈阴性，据此可初步判断。

（三）AML-M5b

1. 原、幼细胞类型及比例　AML-M4 中性粒细胞及其前体细胞、单核细胞及其前体细胞各≥20%；AML-M5b 骨髓原、幼单核细胞 >30%（NEC），中性粒细胞及其前体细胞 <20%。

2. 化学染色　AML-M4 MPO 部分呈弱阳性，部分呈强阳性；AML-M5b 呈弱阳性。AML-M4 NBE 呈部分阳性，AML-M5b 呈强阳性，据此可初步判断。

（四）类白血病反应

抗感染治疗有效。一般无贫血和血小板减少。骨髓检查无异常增多的原始细胞，碱性磷酸酶活性显著提高。

（五）MDS

患者可表现外周血一系、两系或者全血细胞减少，骨髓常规示骨髓增生活跃，红系、粒系及巨核系可见病态造血，NAP 积分降低。该病的 MDS-EB 除病态造血外，外周血中还有原始和幼稚细胞、全血细胞减少和染色体异常，易与白血病混淆，但骨髓中原始细胞不到 20%，可通过骨髓穿刺来明确诊断。

七、病例分析

［病例九］

1. 简要病史　男，67 岁。患者 20 余天前因晕厥，在当地医院住院。血常规示白细胞增高。偶有咳嗽，咳黄色黏痰，无发热。既往高血压史 10 余年，否认重大内外科病史。否认粉尘、放射线及有毒物质接触史。否认家族遗传病病史，无不良嗜好。否认药物、食物过敏史。查体：发育正常，全身皮肤、黏膜无黄染，皮肤黏膜无瘀点、瘀斑。浅表淋巴结未触及肿大，胸骨无压痛，无腹痛，肝脾肋下未及，肝肾区无叩击痛，耳鼻无异常。

2. 血常规主要指标　见下表。

中文名称	英文缩写	结果	单位	参考区间
白细胞	WBC	96.39	10^9/L	3.5~9.5
红细胞	RBC	3.69	10^{12}/L	4.5~5.8
血红蛋白	HB	94	g/L	130~175
血小板	PLT	78	10^9/L	125~350

3. 血象和骨髓象分析　　见图 1.5.5~12。

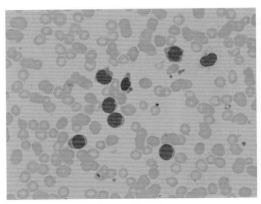 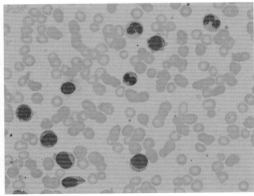

图 1.5.5　AML-M4a 血象（瑞—姬染色，1 000×）

外周血白细胞明显增高，可见原始细胞和幼稚单核细胞比例增高，红细胞大小不等，血小板散在可见

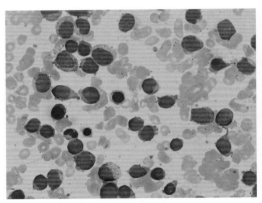 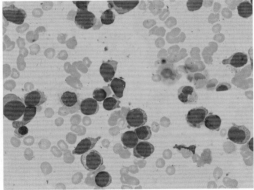

图 1.5.6　AML-M4a 骨髓象（瑞—姬染色，1 000×）

1. 骨髓小粒易见，涂片制备、染色良好。

2. 骨髓增生明显活跃。

3. 原始髓细胞约占 39%（其中幼稚单核细胞占 13%）。该类细胞胞体较小，呈圆形；胞核呈圆形、椭圆形，易见扭曲、折叠，核染色质细致，核仁清楚；胞质量少，呈淡蓝色，部分细胞胞质内可见少量细小颗粒。细胞化学染色结果见后图。

4. 粒系增生明显活跃。

5. 红系增生活跃，成熟红细胞大小不一。

6. 成熟单核细胞约占 21%。

7. 淋巴细胞约占 10.5%。

8. 全片共见巨核细胞 6 个，血小板散在或成簇、易见。

考虑 AML-M4a，请结合免疫分型、基因、染色体等相关实验室检查

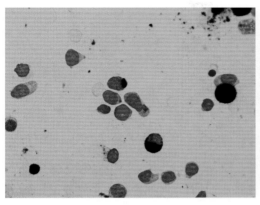

图 1.5.7　AML-M4a MPO 染色（1 000×）
原始细胞呈阴性、弱阳性和阳性

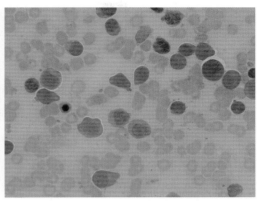

图 1.5.8　AML-M4a PAS 染色（1 000×）
原始细胞呈弱阳性

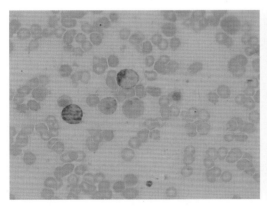

图 1.5.9　AML-M4a CAE 染色（1 000×）
部分原始细胞呈弱阳性

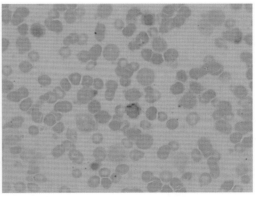

图 1.5.10　AML-M4a α-NAE 染色（1 000×）
部分原始细胞呈点状阳性

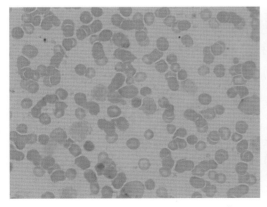

图 1.5.11　AML-M4a α-NAE+NaF 染色
（1 000×）
原始细胞部分被抑制

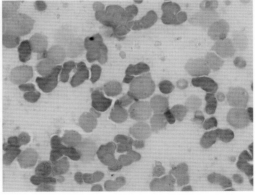

图 1.5.12　AML-M4a NBE 染色（1 000×）
部分原始细胞呈阳性

4. 免疫表型分析 原始细胞约占16.97%，表达HLA-DR、CD34、CD13、CD117、CD33、CD38和cMPO，部分表达CD64和CD15，不表达CD5、CD7、CD56、CD11b、CD14、CD19、CD41a、CD10、CD20、GlyA、cCD3和cCD79a。

5. 细胞遗传学和分子生物学检查 46，XX。FISH示7q-。AML融合基因筛查均为阴性，血液系统疾病基因突变筛查阴性，*WT1*=13.05%。

6. 病例分析 本病例外周血和骨髓中粒、单两系同时增生。骨髓中原始髓细胞约占39%，其中幼单细胞约占13%。原始髓细胞胞体较小，呈圆形；胞核呈圆形、椭圆形，可见扭曲、折叠，核染色质较细致；胞质量少，染淡蓝色，部分可见较多细小颗粒。骨髓中幼稚粒细胞增生>20%，成熟单核细胞约占21%。此类细胞化学染色POX呈阳性，AS-DCE呈部分阳性，α-NAE呈阳性且部分可为NaF抑制，NBE呈部分阳性，支持白血病细胞来源于粒、单两系，以粒系为主，符合FAB分型中AML-M4a的诊断标准。免疫表型支持AML诊断。FISH示7q-，AML融合基因和基因突变均为阴性。WHO（2016）方案考虑为AML-MRC。

[病例十]

1. 简要病史 女，52岁。因"乏力2月余，加重2周"入院。无发热、咳嗽、咳痰。既往体健，否认重大内外科病史。否认粉尘、放射线及有毒物质接触史。否认家族遗传病病史，无不良嗜好。否认药物、食物过敏史。查体：发育正常，全身皮肤黏膜无黄染及出血点，无鼻及牙龈出血，浅表淋巴结未触及肿大，肝脾肋下未触及，胸骨无压痛，无腹痛。

2. 血常规主要指标 见下表。

中文名称	英文缩写	结果	单位	参考区间
白细胞	WBC	2.55	10^9/L	3.5~9.5
红细胞	RBC	1.68	10^{12}/L	3.8~5.1
血红蛋白	HB	62	g/L	115~150
血小板	PLT	33	10^9/L	125~350

3. 血象和骨髓象分析 见图1.5.13~20。

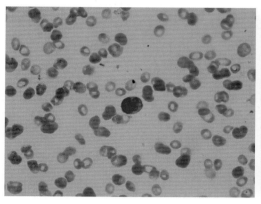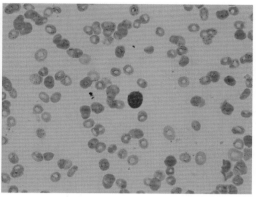

图 1.5.13　AML-M4b 血象（瑞—姬染色，1 000×）
外周血白细胞偏少，原始、幼稚单核细胞约占 4%，红细胞大小不等，血小板少见

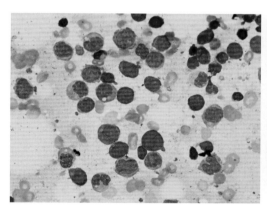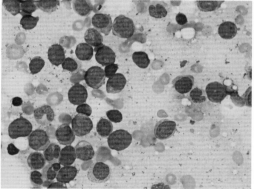

图 1.5.14　AML-M4b 骨髓象（瑞—姬染色，1 000×）

1. 骨髓小粒易见，涂片制备、染色良好。
2. 骨髓增生明显活跃。
3. 单核系异常增生，原、幼单核细胞约占 45.5%。该类细胞胞体大小不等，可见伪足状突起；胞核呈圆形、类圆形，易见凹陷、折叠，核染色质呈粗网状，可见大核仁；胞质量少，呈灰蓝色，内含细小紫红色颗粒。细胞化学染色结果见后图。
4. 粒系增生尚活跃，早、中、晚幼粒细胞共约占 20%。
5. 红系增生减低，成熟红细胞大小不等，中心浅染区扩大。
6. 淋巴细胞约占 7%。
7. 全片共见巨核细胞 257 个，易见单圆核巨核细胞、多圆核巨核细胞和多分叶核巨核细胞，血小板散在或成簇、易见，偶见大血小板。

考虑 AML-M4b，请结合免疫分型、基因、染色体等相关实验室检查

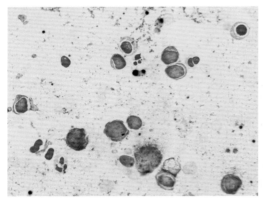

图 1.5.15　AML−M4b MPO 染色（1 000×）
原始细胞呈阴性或弱阳性

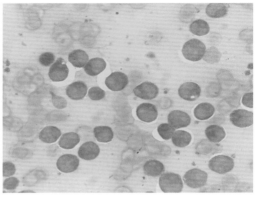

图 1.5.16　AML−M4b PAS 染色（1 000×）
原始细胞呈阳性

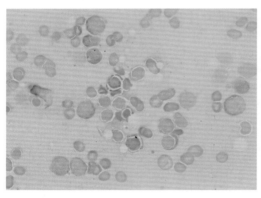

图 1.5.17　AML−M4b CAE 染色（1 000×）
原始细胞呈阳性

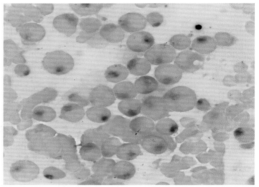

图 1.5.18　AML−M4b α−NAE 染色（1 000×）
原始细胞呈阳性

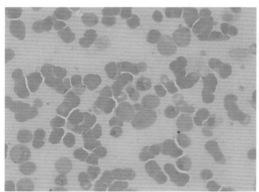

图 1.5.19　AML−M4b α−NAE+NaF 染色（1 000×）
原始细胞部分被抑制

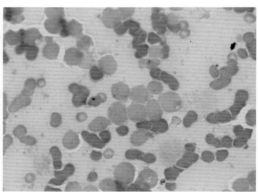

图 1.5.20　AML−M4b NBE 染色（1 000×）
原始细胞呈阳性

4. 免疫表型分析 异常髓系原始细胞表达 CD34、CD7、CD33、CD117、CD38 和 HLA-DR。符合 AML 诊断。

5. 细胞遗传学和分子生物学检查 46，XX。AML 融合基因筛查均为阴性，血液系统疾病基因突变筛查 *SRSF2*、*BOCR*、*NOTCH1*、*CD79B* 和 *WT1* 基因突变阳性。

6. 诊断与分析 本病例骨髓中粒、单两系同时增生，原、幼单核细胞约占 45.5%。其胞体大小不等；胞核易见扭曲、折叠，核染色质呈粗网状，可见大核仁；胞质呈灰蓝色，部分细胞质内可见细小紫红色颗粒。各期粒系细胞共占约 20%，可见核染色质疏松、核肿胀及分叶不良。白血病细胞化学染色 MPO 呈弱阳性，CAE 呈部分阳性，α-NAE 呈阳性且部分可为 NaF 抑制，NBE 呈部分阳性，支持白血病细胞来源于粒、单两系，以单核系增生为主，符合 FAB 分型 AML-M4b 的诊断。免疫表型支持 AML 诊断。细胞遗传学和分子生物学未见重现性遗传学异常，虽然有 *SRSF2*、*BOCR*、*NOTCH1*、*CD79B* 和 *WT1* 基因突变，但无 *NPM1*、*RUNX1*、*CEBPA* 双等位基因突变，因此 WHO 分型为 AML-NOS 的急性粒单核细胞白血病。

[病例十一]

1. 简要病史 男，39 岁。因"头晕、乏力 2 月，发热 1 周"入院。患者 2 个月前劳累后出现头晕，伴乏力，无头痛、发热、咳嗽和咳痰，无胸痛、腹痛和腹泻。自行服用"萘普生""感冒灵"治疗，体温可下降。于当地医院就诊，给予"抗感染""输血"及支持治疗，患者仍有发热、乏力症状。为进一步诊治，以"贫血待查"收入本院。既往有"痔疮"病史 1 年，否认重大内外科病史，有输血史，否认粉尘、放射线及有毒物质接触史。否认家族遗传病史，否认吸烟史，饮酒史 10 余年，否认药物、食物过敏史。查体：发育正常，贫血貌，全身皮肤黏膜无黄染，无出血点，浅表淋巴结未触及明显肿大，肝脾肋下未触及，肝肾区无叩击痛，胸骨无压痛，无腹痛。

2. 血常规主要指标 见下表。

中文名称	英文缩写	结果	单位	参考区间
白细胞	WBC	5.91	10^9/L	3.5~9.5
红细胞	RBC	1.50	10^{12}/L	4.5~5.8
血红蛋白	HB	53	g/L	130~175
血小板	PLT	180	10^9/L	125~350

3. 血象和骨髓象分析　　见图 1.5.21~28。

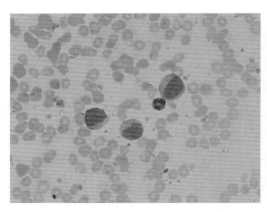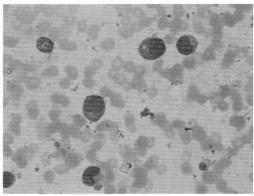

图 1.5.21　AML-M4c 血象（瑞—姬染色，1 000×）
外周血原始细胞约占 30%，红细胞大小不等，血小板散在可见

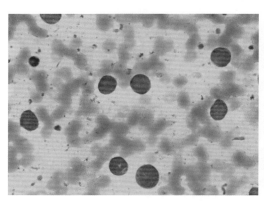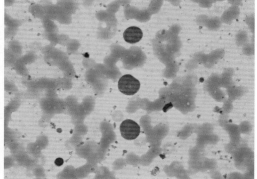

图 1.5.22　AML-M4c 骨髓象（瑞—姬染色，1 000×）

1. 骨髓小粒易见，涂片制备、染色良好。

2. 骨髓增生明显活跃。

3. 原始髓细胞约占 34%，该类细胞体中等，呈圆形、类圆形，可见伪足；核呈圆形、类圆形或不规则形，核染色质较细致；胞质量少至中等，呈蓝色，部分细胞胞质内可见紫红色颗粒。细胞化学染色结果见后图。

4. 粒系增生活跃。

5. 红系增生减低，成熟红细胞大小不一。

6. 单核系增生活跃，幼稚单核细胞约占 8%。

7. 淋巴细胞约占 20%。

8. 全片共见裸巨核细胞 1 个，血小板散在、易见。

考虑 AML-M4c，请结合免疫分型、基因、染色体等相关实验室检查

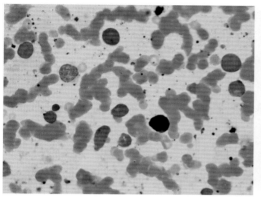

图 1.5.23　AML-M4c MPO 染色（1 000×）
少数原始细胞呈阳性

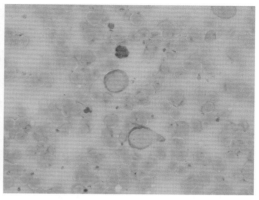

图 1.5.24　AML-M4c PAS 染色（1 000×）
部分原始细胞呈阳性

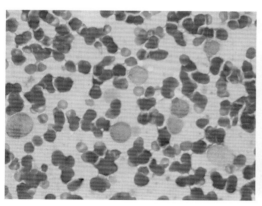

图 1.5.25　AML-M4c CAE 染色（1 000×）
部分原始细胞呈阳性

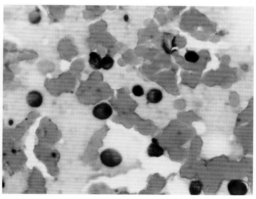

图 1.5.26　AML-M4c α-NAE 染色（1 000×）
部分原始细胞呈强阳性

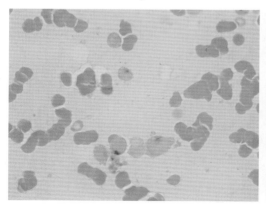

图 1.5.27　AML-M4c α-NAE+NaF 染色
（1 000×）
部分原始细胞被抑制

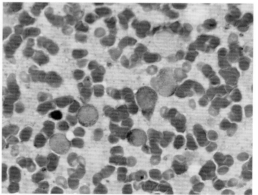

图 1.5.28　AML-M4c NBE 染色（1 000×）
部分原始细胞呈阳性

4. 免疫表型分析   异常原始髓细胞占 33.8%，表达 CD34、CD13，部分表达 CD7、CD3、HLA-DR、CD117 和 CD33，单核细胞占 19.92%。

5. 细胞遗传学和分子生物学检查   46，XY，t（3；3）（q21；q26）。AML 融合基因筛查均为阴性，*GATA2* 和 *MECOM* 异常表达，血液系统疾病基因突变筛查 *SF3B1*、*CBL*、*IKZF1*、*ASXL1*、*RELN*、*SMC1A*、*ATG2B* 和 *SETD2* 基因突变阳性。

6. 诊断与分析   本病例骨髓中粒、单两系同时增生，原始髓细胞约占 34%，该类细胞胞体中等，外形较规则；核呈圆形、较规则，染色质较细致；胞质量中等，多含细小颗粒，呈蓝色。原始髓细胞具有粒、单两系系列特征。原始细胞化学染色 POX 呈部分阳性，AS-DCE 呈部分阳性，α-NAE 呈强阳性且部分可被 NaF 抑制，NBE 呈强阳性，支持白血病细胞具有粒、单两系的特征，符合 FAB 分型中 AML-M4c 的诊断。免疫表型支持 AML-M4 诊断。细胞遗传学具有 t（3；3）；*GATA2* 和 *MECOM* 异常，故 WHO（2106）分型诊断为 AML 伴 t（3；3）；*GATA2*，*MECOM*。

[病例十二]

1. 简要病史   女，11 个月。主因"咳嗽 20 余天，发热 2 天"入院。患儿 20 余天前出现咳嗽，伴流涕，无咳痰、憋喘，无呕吐、腹泻。期间发热 4 次，于当地门诊就诊，给予口服"阿莫西林""依托红霉素""小儿化痰止咳颗粒""小儿咳喘灵""四季抗病毒""甘草片"等药物并灌肠 7 天，输液"青霉素"3 天，仍咳嗽，2 天前出现发热，体温最高达 40.0℃，于当地市立医院就诊。血常规示白细胞增高、贫血、血小板减少，考虑白血病，未予特殊处理。为进一步诊治，收入本院。既往体健，否认重大内外科病史。否认粉尘、放射线及有毒物质接触史。否认家族遗传病病史，无不良嗜好。否认食物过敏史，有"青霉素""头孢他啶"过敏史。查体：发育正常，贫血貌，全身皮肤黏膜无黄染，无出血点，浅表淋巴结未触及明显肿大，肝脾肋下未触及，肝肾区无叩击痛，胸骨无压痛，无腹痛。

2. 血常规主要指标   见下表。

	英文缩写	结果	单位	参考区间
白细胞	WBC	81.05	10^9/L	3.5~9.5
红细胞	RBC	3.68	10^{12}/L	3.8~5.1
血红蛋白	HB	100	g/L	115~150
血小板	PLT	90	10^9/L	125~350

3. 血象和骨髓象分析　　见图 1.5.29~36。

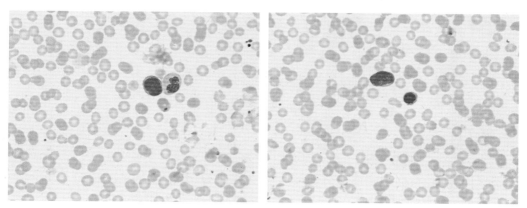

图 1.5.29　AML-M4Eo 血象（瑞—姬染色，1 000×）
外周血白细胞增高，原始细胞约占 28%，红细胞大小不等，血小板散在少见

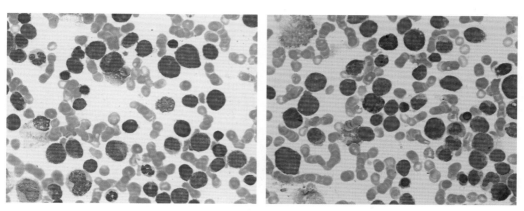

图 1.5.30　AML-M4Eo 骨髓象（瑞—姬染色，1 000×）

1. 骨髓小粒易见，涂片制备、染色良好。
2. 骨髓增生明显活跃。
3. 原始髓细胞约占 73%。该类细胞大小不等，多呈圆形、椭圆形；核呈圆形、椭圆形，可见扭曲、折叠、核染色质细致疏松，可见核仁；胞质量少，呈蓝色，胞质内有细小紫红色颗粒。细胞化学染色结果见后图。
4. 粒系增生尚活跃，嗜酸性粒细胞比值增高，嗜酸性中幼粒细胞约占 7%，嗜酸性晚幼粒细胞约占 3%，成熟嗜酸性粒细胞约占 4%。
5. 红系增生活跃，成熟红细胞呈正细胞正色素。
6. 淋巴细胞约占 7.5%。
7. 全片共见巨核细胞 10 个，其中颗粒巨细胞 8 个，产板巨细胞 2 个，血小板可见。

考虑 AML- M4Eo，请结合免疫分型、基因、染色体等相关实验室检查

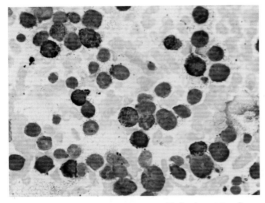

图 1.5.31 AML−M4Eo MPO 染色（1 000×）
原始细胞呈阳性

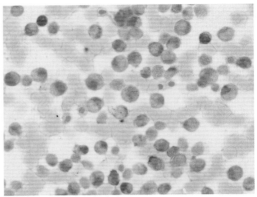

图 1.5.32 AML−M4Eo PAS 染色（1 000×）
原始细胞呈阳性

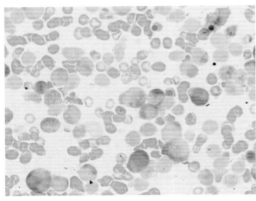

图 1.5.33 AML−M4Eo CAE 染色（1 000×）
原始细胞呈阳性

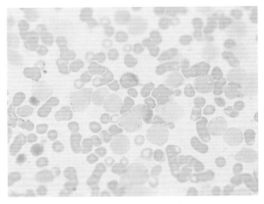

图 1.5.34 AML−M4Eo α−NAE 染色（1 000×）
部分原始细胞呈阳性

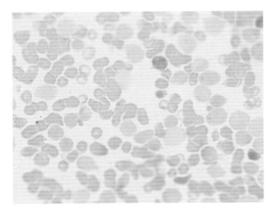

图 1.5.35 AML−M4Eo α−NAE+NaF 染色
（1 000×）
原始细胞部分被抑制

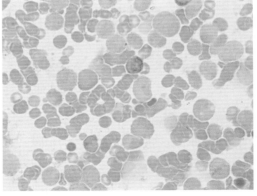

图 1.5.36 AML−M4Eo NBE 染色（1 000×）
部分原始细胞阳性

4. 免疫表型分析　异常髓系原始细胞占有核细胞的 20.5%，表达 CD13、CD34、CD33、CD117、HLA-DR、CD38，部分表达 CD64、CD15、cMPO，不表达 CD7、CD10、CD19、CD79a、cCD3、CD5、CD61。单核细胞约占有核细胞的 39.5%，嗜酸性粒细胞约占 4.5%。

5. 细胞遗传学和分子生物学检查　46，XX，inv（16）（p13.1q22）。AML 融合基因筛查示 *CBFβ-MYH11* 融合基因阳性。

6. 诊断与分析　本病例骨髓中粒、单两系同时增生，原始髓细胞约占 73%，该类细胞大小不等，多呈圆形、椭圆、不规则形；核呈圆形、椭圆形，可见扭曲、折叠，可见核仁，染色质细致疏松；胞质量少，染蓝色，部分细胞胞质内含细胞紫红色颗粒。伴有异常嗜酸性粒细胞增多。白血病细胞化学染色 MPO 呈阳性，CAE 呈部分阳性，α-NAE 呈阳性且部分被 NaF 抑制，NBE 呈部分阳性，白血病细胞来源于粒、单两系，且异常的嗜酸粒细胞增多，支持 FAB 分型中 AML-M4Eo 的诊断。此病例免疫表型支持 AML-M4 伴嗜酸性粒细胞增多。细胞遗传学和分子生物学检查，示 46，XX，inv（16）（p13.1q22），AML 融合基因筛查示 *CBFβ-MYH11* 融合基因阳性，故 WHO（2106）分型为 AML 伴 inv（16）（p13.1q22）；*CBFβ-MYH11*。

（陈　巧　武焕玲）

第六章　急性单核细胞白血病

一、概述

急性单核细胞白血病即 FAB 分型中 AML-M5，骨髓以原始单核细胞和（或）幼稚单核细胞增生为主。本病于 1913 年首次报道，发病人数约占 AML 患者的 8%，患者除一般急性白血病的临床表现外，还可有较明显的髓外浸润症状，尤其表现为皮肤、黏膜受损，如皮肤弥漫性斑丘疹、结节、皮炎，牙龈肿胀、出血、溃疡等；也可浸润其他器官，导致肝、脾、淋巴结肿大。本病还因溶菌酶表达增多，易导致肾脏损害。根据骨髓象中原始单核细胞、幼稚单核细胞的数量，FAB 分型将 AML-M5 分为 AML-M5a、AML-M5b 两种亚型。如病例没有重现性遗传学异常，无治疗史和 MDS 相关改变，WHO 分型则诊断为 AML-NOS 中急性原始单核细胞白血病 / 急性单核细胞白血病。下文以 FAB 分型阐述此型的形态学特征。

二、细胞形态学

（一）AML-M5a

1. 细胞形态　AML-M5a 骨髓象以原始单核细胞为主，原始单核细胞 ≥ 80%（NEC）。白血病细胞胞体较大，呈圆形、椭圆形或不规则形，可有伪足状突起；胞核较大，呈圆形、类圆形或不规则形，可见扭曲、折叠，核染色质细致，呈疏松颗粒状，无聚集，着色较淡，核仁多为 1 个，较大；胞质量较丰富，呈较深蓝色或灰蓝色，不透明，似"磨玻璃"样，通常无颗粒或有少量细小紫红色粉尘样颗粒，可见空泡（图 1.6.1）。

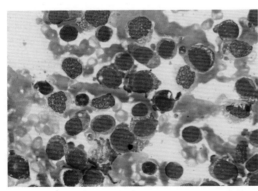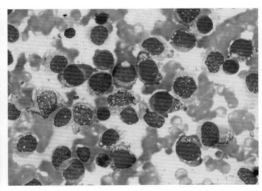

图 1.6.1　AML-M5a 骨髓象（瑞—姬染色，1 000×）

原始单核细胞 ≥ 80%（NEC）

2.化学染色

（1）MPO 染色　原始单核细胞呈阴性或弱阳性，幼稚单核细胞呈弱阳性或阳性。

（2）PAS 染色　原始单核细胞呈阴性或弱阳性，幼稚单核细胞呈阳性，阳性颗粒通常分布在胞质边缘。

（3）CAE 染色　原始和幼稚单核细胞均呈阴性，有时原、幼单核细胞会呈非特异性假阳性着色。

（4）α-NAE 染色　原始单核细胞可呈阴性或阳性，幼稚单核细胞呈较强阳性，且均可被 NaF 抑制。

（5）NBE 染色　原始单核细胞呈阴性或阳性，幼稚单核细胞呈阳性。

（二）AML-M5b

1.细胞形态　AML-M5b 骨髓象以幼稚单核细胞为主，原始单核细胞加幼稚单核细胞 ≥ 30%（NEC），其中原始单核细胞 <80%。白血病细胞胞体较大，呈圆形、椭圆形或不规则形；胞核较大，呈圆形、类圆形或不规则形，多见扭曲、折叠，核染色质稍粗糙、疏松，核仁不清晰或无；胞质较丰富，蓝灰色，不透明，似"磨玻璃"样，可见大量细小颗粒和细长 Auer 小体（图 1.6.2）。

2.化学染色（图 1.6.13~18）

（1）MPO 染色　分化较好的原始单核细胞和幼稚单核细胞呈弱阳性。

（2）PAS 染色　分化较好的原始单核细胞和幼稚单核细胞呈阳性。

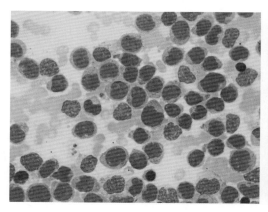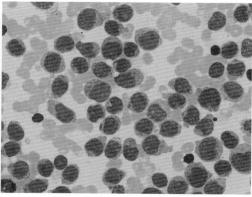

图 1.6.2　AML-M5b 骨髓象（瑞—姬染色，1 000×）
以原始、幼稚单核细胞增生为主，原始单核细胞 <80%（NEC）

（3）CAE染色　原始单核细胞和幼稚单核细胞均呈阴性，有时原、幼单核细胞会呈非特异性假阳性着色。

（4）α-NAE染色　原始单核细胞呈阴性或阳性，幼稚单核细胞呈较强阳性，且可为NaF抑制。

（5）NBE染色　原始单核细胞呈阴性或阳性，幼稚单核细胞多数呈较强阳性。

三、免疫表型

白血病细胞表达不同强度的髓细胞抗原CD13、CD33、CD15和CD65，其中CD33通常强表达；至少表达两个单核系分化抗原，如CD14、CD4、CD11b、CD11c、CD64、CD6、CD36和溶菌酶，通常CD64和CD36强表达。多数病例表达HLA-DR和CD117，而仅有30%病例表达CD34，约25%病例异常表达CD7和（或）CD56，MPO的表达频率AML-M5b高于AML-M5a。

四、诊断标准

FAB分型中，根据国内标准，AML-M5a骨髓中原始单核细胞 I + II 型 ≥ 80%，AML-M5b骨髓中原始单核细胞 I + II 型 <80%，其余为幼稚单核细胞。国外标准：AML-M5a与国内相同，AML-M5b还强调粒系比值 <20%，因此与AML-M4相鉴别。WHO（2016）方案AML-NOS中对此亚型的诊断，除了要求满足AML-NOS的诊断前提条件之外，用急性原始单核细胞白血病/急性单核细胞白血病代替了FAB分型中的AML-M5a和AML-M5b的名称，其他要求与FAB完全相同。

五、鉴别诊断

（一）AML-M2

形态不典型的AML-M5应注意与AML-M2鉴别，主要借助化学染色：AML-M5白血病细胞MPO呈阴性或弱阳性，CAE呈阴性，α-NAE呈较强阳性且可为NaF抑制，幼稚单核细胞NBE呈阳性；AML-M2白血病细胞MPO呈较强阳性，CAE呈阳性，α-NAE呈弱阳性到中等强度阳性且不为NaF抑制，NBE呈阴性。AML-M5和AML-M2还可借助免疫表型进行鉴别。

（二）AML-M4

AML-M4粒系和单核系均有异常增生，其中以粒细胞增生为主的AML-M4a骨髓象所有单核细胞之和 ≥ 20%（NEC），以单核细胞增生为主的AML-M4b骨髓

象所有粒细胞之和 ≥ 20%。而 AML-M5 的两种亚型，粒细胞之和均 <20%。鉴别粒系和单核系细胞时，可借助化学染色如 MPO、CAE、α-NAE 和 NBE 染色，免疫表型分析亦有助于粒、单细胞的鉴别。

六、病例分析

[病例十三]

1.简要病史　患者，女，53岁，门诊就诊。以"白细胞升高、贫血和血小板减少"收治入院。

2.血常规主要指标　见下表。

中文名称	英文缩写	结果	单位	参考区间
白细胞	WBC	91.48	10^9/L	3.5~9.5
红细胞	RBC	1.23	10^{12}/L	3.8~5.1
血红蛋白	HB	42	g/L	115~150
血小板	PLT	27	10^9/L	125~350

3.血象和骨髓象分析　见图 1.6.3~10。

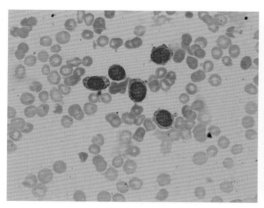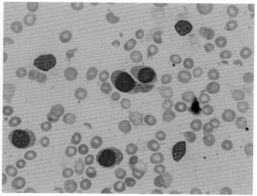

图 1.6.3　AML-M5a 血象（瑞一姬染色，1 000×）

白细胞明显增高，原始、幼稚细胞约占 83%；成熟红细胞大小不等；血小板散在少见

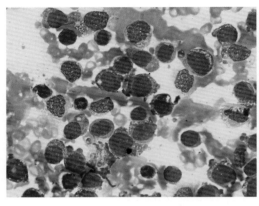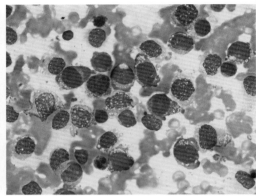

图 1.6.4　AML-M5a 骨髓象（瑞—姬染色，1 000×）

1. 骨髓小粒易见，涂片制备、染色良好。

2. 骨髓增生极度活跃。

3. 粒系增生减低。

4. 红系增生减低，成熟红细胞大小不等。

5. 淋巴细胞约占 2%。

6. 单核系增生极度活跃，原始、幼稚单核细胞约占 92%。该类细胞体较大、大小不一，呈圆形、椭圆形；胞核呈圆形、椭圆形，可见扭曲、折叠、切迹等；胞质量中等至丰富，呈灰蓝色，易见空泡及细小紫红色颗粒。细胞化学染色见后图。

7. 全片共见巨核细胞 2 个，血小板散在少见。

考虑 AML-M5a，请结合免疫表型、基因、染色体等相关实验室检查

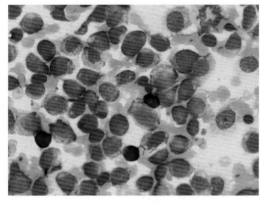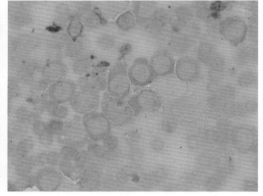

图 1.6.5　AML-M5a MPO 染色（1 000×）　　　图 1.6.6　AML-M5a PAS 染色（1 000×）

原始单核细胞呈阴性，成熟粒细胞呈阳性　　　　原始单核细胞呈弱阳性

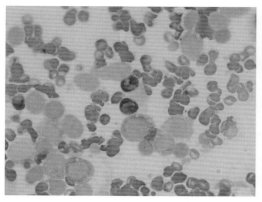

图 1.6.7　AML-M5a CAE 染色（1 000×）
原始单核细胞呈阴性（非特异性假阳性），中性粒
细胞呈强阳性

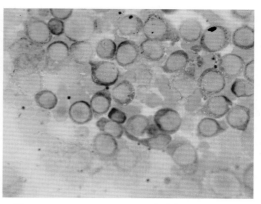

图 1.6.8　AML-M5a α-NAE 染色（1 000×）
原始单核细胞呈阳性

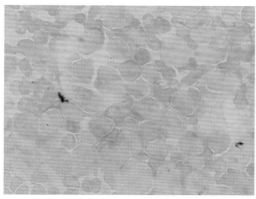

图 1.6.9　AML-M5a α-NAE+NaF 染色（1 000×）
原始单核细胞呈阴性（被抑制）

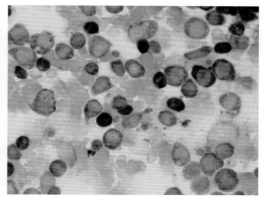

图 1.6.10　AML-M5a NBE 染色（1 000×）
原始单核细胞呈较强阳性

4. 免疫表型分析　异常髓系原始细胞约占有核细胞总数的 81.5%，提示 AML-M5 表型。

5. 细胞遗传学和分子生物学检查　46，XX。AML 融合基因筛查均为阴性。c-Kit、FLT3-D835 突变阳性，余基因突变阴性。

6. 诊断与分析　此病例为典型的 AML-M5a。骨髓象原始细胞约占 92%。此类细胞胞体大；胞核大，易见扭曲、折叠，核染色质疏松、呈粒网状，核仁大而清晰，通常为 1 个，也可为多个；胞质丰富，呈灰蓝色，含较多细小粉尘样颗粒，并可见较多不规则分布的细小空泡。此类化学染色 MPO 呈阴性，CAE 呈阴性，α-NAE 呈阳性且为 NaF 抑制，NBE 呈阳性，符合原始单核细胞的形态学和化学染色特征，支持 FAB 分型中 AML-M5a 的诊断。免疫表型支持 AML 诊断，染色体核型正常，无 AML 相关融合基因，虽然有 *c-Kit*、*FLT3* 基因突变，但无 *NPM1*、*RUNX1*、*CEBPA* 基因突变，故可诊断为 WHO 分型 AML-NOS 中的急性原始单核细胞白血病 / 急性单核细胞白血病。

[病例十四]

1. 简要病史　患者女，2 岁，于 2 天前无明显诱因出现发热，体温最高 38℃，无寒战、抽搐，无流涕，无咳嗽、无吐泻。就诊于当地医院，血常规示白细胞升高。为进一步治疗收入院。既往体健，否认重大内外科病史，否认粉尘、放射线及有毒物质接触史，否认家族遗传病病史，无不良嗜好，否认药物、食物过敏史。查体：神志清，精神尚可，营养一般，皮肤散在红色皮疹，巩膜无黄染。口唇黏膜无破溃，咽部充血，双侧扁桃体Ⅱ°肿大，颈软，可触及数个肿大淋巴结。

2. 血常规主要指标　见下表。

中文名称	英文缩写	结果	单位	参考区间
白细胞	WBC	119.59	10^9/L	3.5~9.5
红细胞	RBC	3.80	10^{12}/L	3.8~5.1
血红蛋白	HB	108	g/L	115~150
血小板	PLT	49	10^9/L	125~350

3. 血象和骨髓象分析　见图 1.6.11~18。

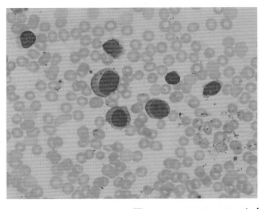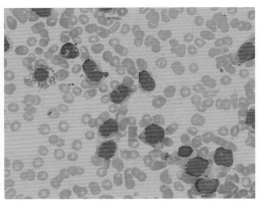

图 1.6.11　AML-M5b 血象（瑞—姬染色，1 000×）
白细胞明显增高，原始、幼稚细胞约占 49%；成熟红细胞大小不等；血小板散在可见

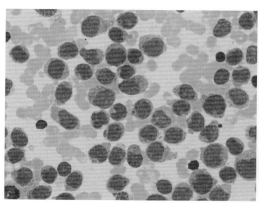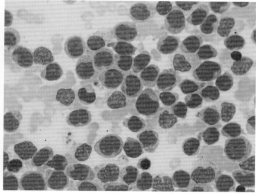

图 1.6.12　AML—M5b 骨髓象（瑞—姬染色，1 000×）

1. 骨髓小粒易见，涂片制备、染色良好。

2. 骨髓增生极度活跃。

3. 粒系增生减低。

4. 红系增生减低，成熟红细胞大小不等。

5. 淋巴细胞约占 5%。

6. 单核系增生极度活跃，原始、幼稚单核细胞约占 86.5%。该类细胞胞体较大，呈圆形、椭圆形；胞核呈圆形、椭圆形，可见扭曲、折叠，核仁大而明显；胞质较丰富，呈灰蓝色，内含大量细小紫红色颗粒。细胞化学染色见后图。

7. 全片共见巨核细胞 178 个，血小板散在可见。

考虑 AML—M5b，请结合免疫表型、基因、染色体等相关实验室检查

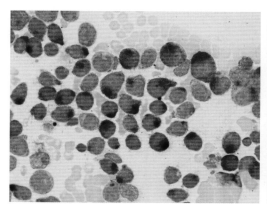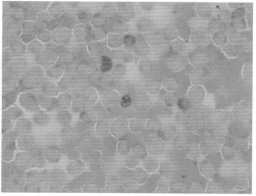

图 1.6.13　AML—M5b MPO 染色（1 000×）
幼稚单核细胞多呈阳性，少数呈阴性

图 1.6.14　AML—M5b PAS 染色（1 000×）
幼稚单核细胞多呈弥散弱阳性，中性分叶核粒细胞呈较强阳性

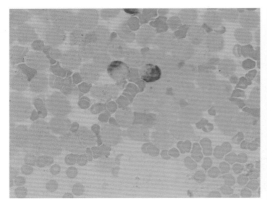

图 1.6.15　AML-M5b CAE 染色（1 000×）
原始、幼稚单核细胞呈阴性（非特异性假阳性），
中性中幼粒细胞呈阳性

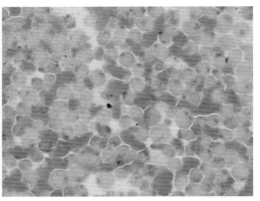

图 1.6.16　AML-M5b α-NAE 染色
（1 000×）
幼稚单核细胞呈阳性

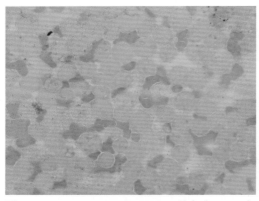

图 1.6.17　AML-M5b α-NAE+NaF 染色（1 000×）
幼稚单核细胞呈阴性（被抑制）

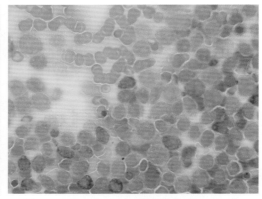

图 1.6.18　AML-M5b NBE 染色（1 000×）
原始单核细胞呈阴性，幼稚单核细胞呈阳性

4. 免疫表型分析　异常髓系原始细胞 81.7%，主要表达 CD34、CD38、HLA-DR、CD64，部分表达 CD117、CD13、CD33、CD15、CD14、CD11b、cMPO，考虑为 AML-M5 可能性大。

5. 细胞遗传学和分子生物学检查　46，XX。AML 融合基因筛查阴性，血液系统疾病基因突变筛查全套检测均为阴性。

6. 诊断与分析　此病例为典型的 AML-M5b。骨髓象幼稚单核细胞胞体较大；胞核易见扭曲、折叠，核染色质疏松，呈网状，核仁常不清晰；胞质较丰富，灰蓝色，含较多细小粉尘样颗粒，无空泡。细胞化学染色 MPO 呈阳性，CAE 呈阴性，α-NAE 呈阳性且为 NaF 抑制，NBE 呈阳性，支持 FAB 分型中 AML-M5b 的诊断。免疫表型支持 AML 诊断，染色体核型正常，无 AML 相关融合基因，无 *NPM1*、*RUNX1*、*CEBPA* 基因突变，故可诊断为 WHO 分型 AML-NOS 中的急性原始单核细胞白血病／急性单核细胞白血病。

［病例十五］

1. **简要病史**　患者女，31 岁，10 余天前无明显诱因出现牙龈肿痛，伴发热，体温最高 39.5℃。就诊于当地医院。血常规示贫血，白细胞高，可见幼稚细胞。为进一步治疗收入院。既往体健，否认重大内外科疾病病史。否认粉尘、放射线及有毒物质接触史，否认家族遗传病病史，无不良嗜好，否认药物、食物过敏史。查体：贫血貌，全身皮肤黏膜无黄染及出血点，双侧颈前、颈后、颌下、左侧腋窝可触及多个肿大淋巴结，口唇苍白，可见齿龈增生，有出血点，上颚可见散在出血点，胸骨压痛（＋），肝肋下未及，脾肋下 2 cm。

2. **血常规主要指标**　见下表。

中文名称	英文缩写	结果	单位	参考区间
白细胞	WBC	43.85	10^9/L	3.5~9.5
红细胞	RBC	2.37	10^{12}/L	3.8~5.1
血红蛋白	HB	74	g/L	115~150
血小板	PLT	40	10^9/L	125~350

3. **血象和骨髓象分析**　见图 1.6.19~26。

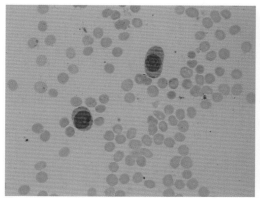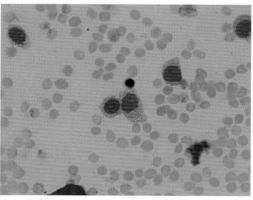

图 1.6.19　AML-M5a 血象（瑞—姬染色，1 000×）
白细胞明显增高，原始、幼稚细胞约占 85%；成熟红细胞轻度大小不等；血小板少见

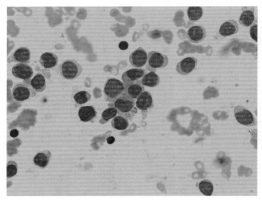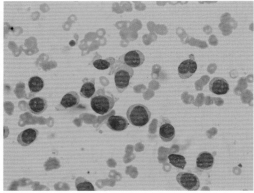

图 1.6.20　AML-M5a 骨髓象（瑞—姬染色，1 000×）

1. 骨髓小粒易见，涂片制备、染色良好。

2. 骨髓增生极度活跃。

3. 粒系增生减低。

4. 红系增生减低，成熟红细胞轻度大小不等。

5. 淋巴细胞约占 3%。

6. 单核系增生极度活跃，原始单核细胞约占 93%。该类细胞胞体呈圆形、椭圆形；胞核呈圆形、椭圆形，可见扭曲、折叠，核染色质疏松细致；胞质较丰富，呈蓝色，多数无颗粒。细胞化学染色见后图。

7. 全片共见巨核细胞 11 个，血小板少见。

考虑 AML-M5a，请结合免疫表型、基因、染色体等相关实验室检查

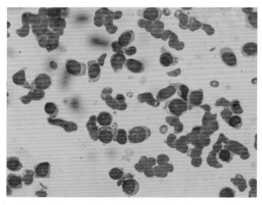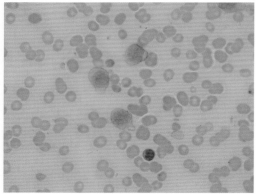

图 1.6.21　AML-M5a MPO 染色（1 000×）　　　图 1.6.22　AML-M5a PAS 染色（1 000×）
　　　　原始单核细胞呈阴性　　　　　　　　　　　原始单核细胞呈阴性

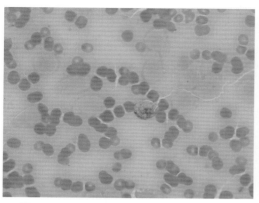

图 1.6.23　AML-M5a CAE 染色（1 000×）
原始单核细胞均呈阴性

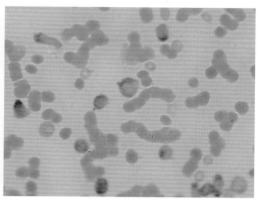

图 1.6.24　AML-M5a α-NAE 染色（1 000×）
原始单核细胞呈阳性

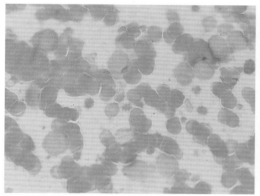

图 1.6.25　AML-M5a α-NAE+NaF 染色（1 000×）
原始单核细胞呈阴性（被抑制）

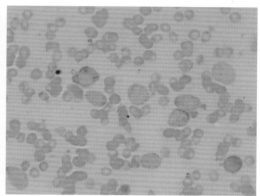

图 1.6.26　AML-M5a NBE 染色（1 000×）
原始单核细胞呈阳性

4. 免疫表型分析　符合急性髓细胞白血病免疫表型。

5. 细胞遗传学和分子生物学检查　46，XX。AML 融合基因筛查均阴性，血液病基因突变筛查 *IDH2* 基因发现 R172K 突变，*PRDM1* 基因发现 P467L 突变。

6. 诊断与分析　此病例为较典型的 AML-M5a。外周血和骨髓中白血病细胞分别约占 85% 和 93%，且骨髓原始单核细胞 >80%。此类细胞胞体中等；胞核大，可见扭曲折叠，核染色质疏松粒状，核仁 1 个或多个；胞质量中等，呈灰蓝色，胞质可见细小粉尘样颗粒，符合原始髓细胞特征。化学染色 MPO 呈阴性，CAE 呈阴性，α-NAE 呈阳性且可为 NaF 抑制，NBE 呈阳性，支持单核细胞来源，符合 FAB 分型中 AML-M5a 的诊断。免疫表型支持 AML 诊断，染色体核型正常，无 AML 相关融合基因，无 *NPM1*、*RUNX1*、*CEBPA* 基因突变，故可诊断为 WHO 分型 AML-NOS 中的急性原始单核细胞白血病 / 急性单核细胞白血病。

（吴　佗　武焕玲）

第七章　急性红白血病

一、概述

急性红白血病（AML-M6）是 FAB 分型中 AML 的一种亚型，2016 年 WHO 分型方案已经取消急性红白血病，仅保留急性纯红血病（PEL）这一种亚型。以往幼红细胞 ≥ 50% 的病例，如果原始髓细胞占全部有核细胞（ANC）≥ 20%，且没有治疗史、MDS 相关改变和染色体重现性异常，被归入 AML-NOS 的其他亚型；如果原始髓细胞的比值 ANC 计数 <20%，则归类为 MDS-EB-Ⅱ。原始细胞计数不再使用非红计数（NEC）。PEL 以骨髓所有有核红细胞 ≥ 80%，其中原始红细胞 ≥ 30% 为诊断标准。FAB 分型中的 AML-M6 可发生于任何年龄组，以成人发病为主，国内报道约占白血病的 2.89%、AML 的 5%。临床特征与其他类型急性白血病相似，发病急、病程短，常以贫血进行性加重为首发症状；发热和鼻、牙龈出血也比较常见，但出血程度较轻，内脏出血少见；脾大较常见，肝和淋巴结肿大不明显，胸骨可有压痛；偶有皮肤浸润和溶血性贫血。本章仍以 FAB 分型方案中 AML-M6 的诊断标准加以阐述，以便读者更好地了解 FAB 和 WHO 分型方案关于此 AML 亚型诊断中的变化。

二、细胞形态学

（一）细胞形态

FAB 分型中，当骨髓红系 ≥ 50%，若原始髓细胞 ≥ 20%（NEC），则诊断为 AML-M6a；若骨髓红系 ≥ 80%，其中原始红细胞 ≥ 30%，则诊断为 AML-M6b，即纯红血病；当骨髓红系 ≥ 50%，原始髓细胞 <20%（NEC），则诊断为 MDS-EB。在 WHO（2016）分型方案中，去除了 AML-M6a 这个亚型，仅保留 PEL 亚型；在新的方案中，原始细胞不再以 NEC 计数，而使用全部有核细胞（ANC）计数。当符合 AML-NOS 诊断的前提条件，红系 ≥ 50% 时，原始髓细胞 ≥ 20%（ANC）时，根据原始细胞的类型，诊断为 AML-NOS 的相应亚型；如果原始髓细胞 <20%（ANC），则诊断为 MDS-EB。因此 WHO（2016）分型中，以红系增生为主的 AML，当红系 ≥ 80% 且原红 ≥ 30%，则诊断为 PEL。增生的原红细

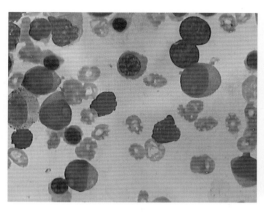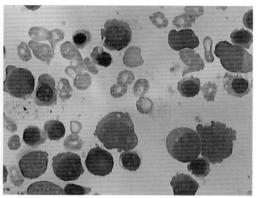

图 1.7.1　AML-M6a（FAB 分型）骨髓象（2016WHO 分型方案为 AML 成熟型）

骨髓象原始细胞比值增高（NEC 占 55%，ANC 占 33%），红系增生明显活跃（≥ 50%），原 / 早红比值明显增高。成熟红细胞大小不等，中心浅染区不规则，异形红细胞易见，血小板散在少见。按照 FAB 分型为 AML-M6a，按照 WHO（2016）分型方案，当满足 AML-NOS 的诊断前提条件，可诊断为 AML 成熟型

胞可用免疫表型加以确认，其他分化阶段的红系细胞，可见类巨幼样、双核、多核、核畸形、核碎裂等，部分幼红细胞核浆发育不平衡。

（二）化学染色

1. MPO 和 SBB 染色　幼红细胞呈阴性。少数的原始粒细胞 MPO 呈阳性，部分呈阴性。

2. α-NAE 染色　幼红细胞可以呈阴性或弱阳性。增生的原始髓细胞根据系列的不同，可呈阳性、弱阳性或阴性。

3. PAS 染色　幼红细胞通常呈粗粒状、块状或弥漫状阳性。增生的原始髓细胞多为阴性，有时可呈弱阳性。

4. CAE 染色　幼红细胞呈阴性。增生的原始髓细胞根据系列的不同可呈阳性或阴性。

三、免疫表型

有核红细胞通常缺乏髓系相关标志，不表达 MPO，分化较好（偏成熟）的幼红细胞可表达 Gly-A，原始红细胞 HLA-DR、CD34、MPO 呈阴性，CD117 可为阳性，高强度表达 CD71。红系早期细胞可表达 CD36，但非特异性，该抗原也可在单核系和巨核系中表达，E-cadherin 和铁蛋白 H 是幼红细胞比较特异的标记。

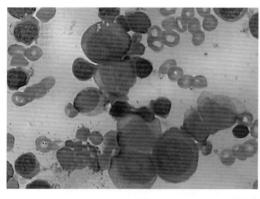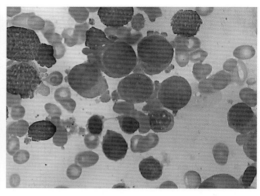

图 1.7.2　AML-M6 骨髓象（瑞—姬染色 1 000×）
原始髓细胞、原、早红细胞和中、晚幼红细胞所占比例明显增高

四、诊断标准

FAB 国内诊断标准：骨髓红系 ≥ 50% 且有形态异常，骨髓原粒细胞（Ⅰ+Ⅱ型）或原单细胞（Ⅰ+Ⅱ型）+幼单细胞（NEC）>30%；若血片中原粒或原单 >5%，骨髓原粒或原 + 幼单细胞（NEC）>20%。

FAB 国外诊断标准：骨髓红系 ≥ 50% 且有形态异常，骨髓原始细胞（原粒 + 原单）Ⅰ+Ⅱ型 + 幼单细胞 >30%。

WHO PEL 诊断标准：红系前体细胞 ≥ 80%，其中原红 ≥ 30%，没有明显的原粒细胞成分。有核红细胞病态造血特征更为突出。

五、鉴别诊断

（一）AML-M7

AML-M7 巨核细胞可表达 CD41、CD61、CD42。红系细胞 GLyA、E-cadherin、CD71 和铁蛋白 H 为比较特异的标记。

（二）淋巴瘤细胞或淋巴瘤细胞白血病

PEL 增生的原始红细胞，有时难与原始淋巴细胞或淋巴瘤细胞鉴别；但 PEL 中的原始红细胞没有淋系抗原，可排除淋巴系来源。

（三）红系反应性增生

某些良性贫血的病例在应用促红细胞生成素（促红素）后，早期幼红细胞所占比例增高，需要加以鉴别。一般来说，单纯贫血不伴有粒系、血小板异常，而 AML-M6 往往会有粒系、血小板的数量异常。此外，还要与巨幼细胞贫血鉴别。

发生巨幼红细胞性贫血时，骨髓中红系增生，伴巨幼样变，患者多有营养缺乏史，实验室检查可有叶酸、维生素 B12 降低。

六、病例分析

［病例十六］

1. 简要病史　男，52 岁，发现全血细胞减少 1 周。10 天前无明显诱因出现发热寒战，体温 39℃，伴活动后胸闷、憋喘。血常规示全血细胞减少。既往体健，无不良嗜好。否认药物、食物过敏史。查体：T 39.0C；Bp 120/70 mmHg。神志清，精神差，重度贫血貌，双肺呼吸音清，未闻及明显干湿性啰音，各瓣膜听诊区未闻及明显杂音及附加音。

2. 血常规主要指标　见下表。

	英文缩写	结果	单位	参考区间
白细胞	WBC	2.6	10^9/L	3.5~9.5
红细胞	RBC	1.5	10^{12}/L	4.5~5.8
血红蛋白	HB	56	g/L	130~175
血小板	PLT	82	10^9/L	125~350

3. 血象和骨髓象分析　见图 1.7.3~6。

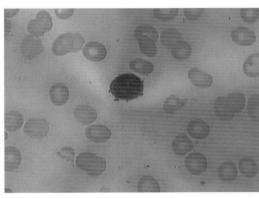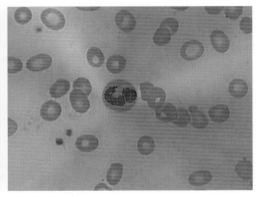

图 1.7.3　AML-M6a 血象（瑞—姬染色，1 000×）

白细胞减低，原始细胞约占 1%，计数 100 个白细胞可见 4 个幼红细胞。成熟红细胞大小不等，可见点彩及嗜多色红细胞，血小板散在可见

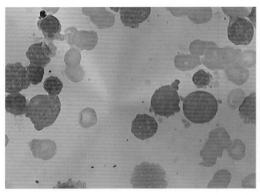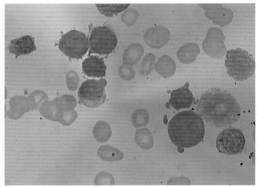

图 1.7.4　AML-M6a 骨髓象（瑞—姬染色，1 000 × ）

1. 骨髓小粒易见，涂片制备、染色良好。

2. 骨髓增生明显活跃。

3. 原始髓细胞约占 10.5%（NEC 约占 25.9%）。该类细胞胞体较大，呈圆形、椭圆形；胞核呈圆形、椭圆形，染色质较疏松，核仁明显；胞质较少，呈蓝色。细胞化学染色见后图。

4. 粒系增生尚活跃，部分幼粒细胞呈巨幼样变，部分细胞质内颗粒减少或缺如。

5. 红系增生明显活跃，以早、中、晚幼红细胞为主，可见类巨幼样、双核、核畸形等幼红细胞，部分幼红细胞核质发育失衡。成熟红细胞大小不等，可见嗜碱点彩、嗜多色红细胞。

6. 淋巴细胞占 11.5%。

7. 全共见巨核细胞 37 个，其中幼巨细胞 2 个，颗粒巨核细胞 25 个，产板巨核细胞 7 个，裸核巨细胞 3 个。可见单圆核、多圆核及多分叶核巨核细胞及淋巴样小巨核细胞，血小板散在可见。

考虑 AML-M6a（FAB 分型），请结合免疫表型、基因、染色体等相关实验室检查

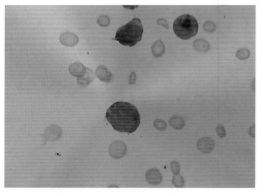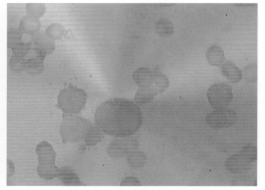

图 1.7.5　AML-M6a MPO 染色（1 000 × ）　　　图 1.7.6　AML-M6a PAS 染色（1 000 × ）
　　　　　原始髓细胞呈阳性　　　　　　　　　　　　　　幼红细胞呈弱阳性

4. 免疫表型分析　原始细胞占 10%，表达 CD117、CD34、HLA-DR、CD33、cMPO、CD71、CD13、CD38，部分表达 CD7。有核红细胞占 53.39%，表达 GlyA、CD71，部分表达 CD117、CD38。

5. 细胞遗传学和分子生物学检查　46，XX。AML 融合基因筛查均阴性，未检测到 *NPM1*、*c-Kit*、*FLT3/ITD* 突变，*WT-1* 9.18%。

6. 诊断与分析　此病例骨髓象幼红细胞比例约占 60%，原始髓细胞约占 10.5%（NEC 约占 25.9%），按照 FAB 分型方案，在幼红细胞 ≥ 50% 的情况下，原始髓细胞需按 NEC 计数，归类为 AML-M6a。按照 WHO 分型方案（2016），原始细胞按全部有核细胞计数，不足 AML 的最低诊断标准（20%），因此诊断为 MDS-EB-2。

［病例十七］

1. 简要病史　女，65 岁，发现全血细胞减少半月，伴乏力、恶心，无呕吐，偶感头晕、胸闷。无头痛，无腹痛、腹泻，无发热、咳嗽、咳痰，无胸痛，无鼻衄及牙龈出血。于当地卫生院予以叶酸（具体剂量不详）等治疗，效果差。为进一步诊治，以"全血细胞减少"入院。既往体健，无不良嗜好。查体：T 36.5C，P 80 次 / 分，R18 次 / 分，Bp 120/80 mmHg。神志清，精神差，中度贫血貌，双下肢散在瘀斑，双肺呼吸音清，未闻及明显干湿性啰音，心率 80 次 / 分，律齐，各瓣膜听诊区未闻及明显杂音及附加音。腹平坦，全腹无压痛及反跳痛，肝脾肋下未触及，双肾区无叩痛，移动性浊音阴性，肠鸣音 4 次 / 分。

2. 血常规主要指标　见下表。

中文名称	英文缩写	结果	单位	参考区间
白细胞	WBC	1.7	10^9/L	3.5~9.5
红细胞	RBC	1.7	10^{12}/L	3.8~5.1
血红蛋白	HB	62	g/L	115~150
血小板	PLT	34	10^9/L	125~350

3. 血象和骨髓象分析　见图 1.7.7~12。

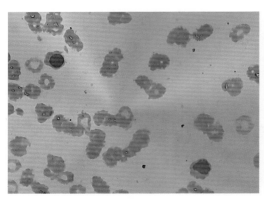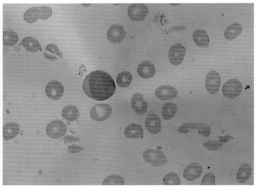

图 1.7.7　AML-M6a 血象（瑞—姬染色，1 000×）

白细胞明显减低，原始细胞约占 5%，计数 100 个白细胞可见 41 个幼红细胞。成熟红细胞大小不等。
血小板散在少见

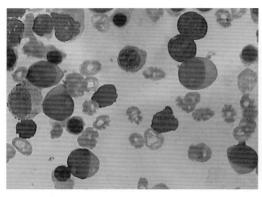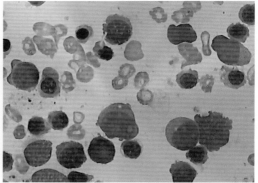

图 1.7.8　AML-M6a 骨髓象（瑞—姬染色，1 000×）

1. 骨髓小粒易见，涂片制备、染色良好。

2. 骨髓增生明显活跃。

3. 原始髓细胞约占 10.5%（NEC 约占 63%）。该类细胞胞体较大，呈圆形、椭圆形；核圆形、椭呈圆形，
   染色质较疏松，核仁明显；胞质量较少，呈蓝色。细胞化学染色见后图。

4. 粒系增生减低。

5. 红系增生明显活跃，幼红细胞约占 84.5%，部分幼红细胞巨幼样改变，可见双核、多核及核畸形。成
   熟红细胞大小不一。

6. 淋巴细胞占 4.5%。

7. 全片共见巨核 73 个，可见单圆核巨核细胞及多圆核巨核细胞。血小板散在少见。

考虑 AML-M6a（FAB 分型），请结合免疫表型、基因、染色体等相关实验室检查

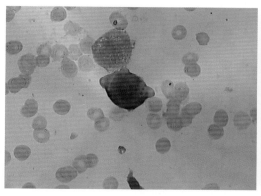

图 1.7.9　AML-M6a MPO 染色（1 000×）
原始髓细胞呈阳性，成熟粒细胞呈阳性

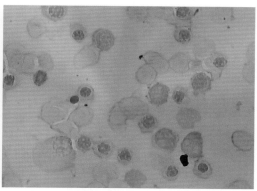

图 1.7.10　AML-M6a PAS 染色（1 000×）
幼红细胞呈弱阳性

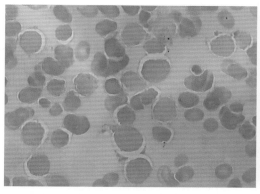

图 1.7.11　AML-M6a α-NAE 染色（1 000×）
原始髓细胞呈阴性

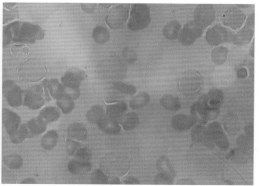

图 1.7.12　AML-M6a α-NAE+NaF 染色（1 000×）
原始髓细胞呈阴性

4. 免疫表型分析　原始髓细胞占有核细胞的 6%，主要表达 CD117、CD33、CD38、cMPO，部分细胞表达 HLA-DR、CD13、CD15，不表达 CD34、CD25、CD56、CD5、CD19、CD10、CD11b、CD64、CD14、CD7、CD41a、CD20、GlyA、cCD79a、cCD3；有核红细胞占有核细胞的 55.6%，表达 CD71。免疫分型考虑 AML-M6 可能性大。

5. 细胞遗传学和分子生物学检查　46，XX，未见克隆性异常。AML 融合基因筛查阴性，血液系统疾病基因突变筛查均为阴性。

6. 诊断与分析　此病例骨髓中红系约占 80%，其中原始红细胞 <30%；原始髓细胞 ANC 约占 10.5%，NEC 约占 63%，按照 FAB 分型方案，可被诊断为 AML-M6a；按 WHO 分型方案（2016），则被诊断为 MDS-EB-2。

[病例十八]

1. 简要病史　男性，63 岁。患者因于近期无明显诱因出现全身乏力、头晕、食欲缺乏就诊，无头痛，无恶心、呕吐。既往体健，无不良嗜好。查体：T 36.6C，P72 次 / 分，R 18 次 / 分，BP 140/81 mmHg。神志清，精神可，双肺呼吸音清晰，未闻及干湿性啰音。心率 72 次份，律齐，各瓣膜听诊区未闻及杂音，质平软，无压痛及反跳痛，双下肢无浮肿。

2. 血常规主要指标　见下表。

中文名称	英文缩写	结果	单位	参考区间
白细胞	WBC	5.68	10^9/L	3.5~9.5
红细胞	RBC	2.45	10^{12}/L	4.5~5.8
血红蛋白	HB	73	g/L	130~175
血小板	PLT	28	10^9/L	125~350

3. 血象和骨髓象分析　见图 1.7.13~16。

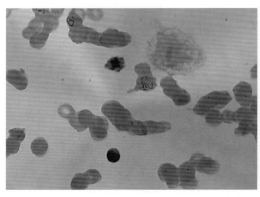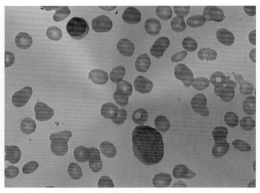

图 1.7.13　AML-M6b 血象（瑞—姬染色，1 000×）

白细胞无明显增减，原始细胞约占 4%（见右图）。可见幼粒、幼红细胞。成熟红细胞大小不等，血小板散在少见

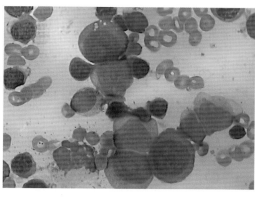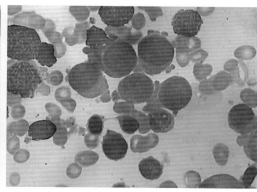

图 1.7.14　AML-M6b 骨髓象（瑞—姬染色，1 000×）

1. 骨髓小粒易见，涂片制备、染色良好。

2. 骨髓增生明显活跃。

3. 原始髓细胞约占 10%。其胞体大小不等，呈圆形、椭圆形、不规则形；核较大，呈椭圆形或类圆形，核染色质粗糙，可见核仁；胞质呈蓝色或浅蓝色，偶见细小颗粒。细胞化学染色见后图。

4. 粒系增生减低，各期粒细胞比值偏低。

5. 红系增生明显活跃，有核红细胞约占 80.5%，其中原始红细胞约占 30%。其胞体大小不等，呈圆形、椭圆形、类圆形、易见伪足；核呈圆形，核染色质粗颗粒状，可见双核、多核、畸形核幼红细胞；胞质较丰富，呈深蓝色。成熟红细胞大小不等。

6. 淋巴细胞约占 3%。

7. 全片见巨核细胞 9 个，其中幼稚巨核细胞 1 个、颗粒巨核细胞 7 个、产板巨核细胞 1 个。血小板散在少见。

考虑 AML-M6（PEL），请结合免疫表型、基因、染色体等检查

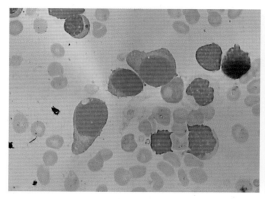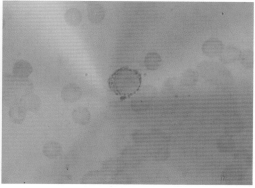

图 1.7.15　AML-M6b POX 染色（1 000×）
原始细胞呈阴性，成熟粒细胞呈阳性

图 1.7.16　AML-M6b PAS 染色（1 000×）
幼红细胞呈粗粒状、块状阳性

4.诊断与分析　　此病例骨髓中原始髓细胞约占 10%（NEC 约占 50%），红系约占 80%，其中原始红细胞约占 30%，按照 FAB 分型方案，可诊断为 AML-M6b；按 2016WHO 分型方案（2016），可诊断为 PEL。外周血和骨髓原始细胞，根据形态和化学染色特征，将其分为原始髓细胞和原始红细胞。前者胞体规则，胞核呈圆形，核染色质较细致粒状，胞质量较少，呈天蓝色或较浅的蓝色，胞质中可见紫红色颗粒，POX 可以呈阳性；后者原始红细胞则易见瘤状突起，核染色质较粗粒状，胞质量丰富，呈较深蓝色，POX 呈阴性，PAS 呈较强的颗粒状阳性。一般来讲，PEL 中原始髓细胞比值低，有时需结合流式细胞免疫标记检查来区分原始髓细胞和原始红细胞。

（张　云　武焕玲）

第八章　急性巨核细胞白血病

一、概述

急性巨核细胞白血病（AML-M7, AMKL）是一种罕见白血病,占白血病的3%~5%。因为多数病例具有广泛的骨髓纤维化,骨髓穿刺往往不成功（干抽）,常被误诊为骨髓纤维化。儿童和成人均可发病。患者通常表现为发热、面色苍白、虚弱、大量出血、贫血以及白细胞减少,淋巴结、肝、脾肿大不常见。可与纵隔生殖细胞肿瘤同时存在,诊断为生殖细胞肿瘤后出现白血病。细胞形态学及化学染色往往难以确诊,通常依据免疫学检查（CD41、CD42、CD61）和电镜PPO最终确诊。

二、细胞形态学

（一）细胞形态

1. 外周血象和生化检查特点　以全血细胞减少起病较多见,随着病情发展,外周血可出现原始细胞。病程初期患者的血小板计数可正常或升高,血中可见异常血小板、巨核细胞胞质碎片或血小板成堆易见,亦可见有核红细胞及髓系原始细胞同时出现。血清乳酸脱氢酶（LDH）水平常显著增高且具有同构现象,与其他AML中所见不同。

2. 骨髓活检　可见大、小原始巨核细胞或两者兼有。前者有较高的核质比,染色质致密,核仁明显,形似原始淋巴细胞。大原始细胞可能有巨核细胞分化的一些特征,如胞质无颗粒,伴有胞质突起或血小板样结构的集簇或胞质小泡脱落,网状纤维及胶原纤维增加。

3. 骨髓涂片细胞形态　原巨核细胞胞体较大（12~18 μm）,胞体圆形或不规则形,多有多形性伪足;胞核呈圆形、类圆形,偏位,有时可见切迹,核仁1~3个,多不明显,染色质细网状,有时呈索状;胞质少至中等,呈嗜碱性,蓝色或灰蓝色,不透明,着色不均,伪足呈云朵、花瓣状,有时散落在细胞周边,胞质中可见或无粉红色颗粒,可有空泡。也有小原巨核细胞,类似原淋巴细胞,胞核内核仁清晰可见,其余形态特点与原始巨核细胞相似。骨髓内亦可见原始髓系细胞与原幼巨核细胞一同增生且比例超出正常范围（图1.8.1）。

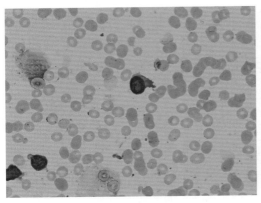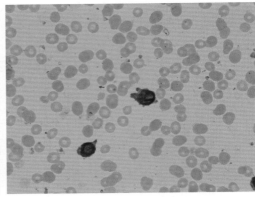

图 1.8.1　AML-M7 骨髓象（瑞一姬染色 1 000×）

（二）化学染色

1. MPO 和 SBB 染色　原始巨核细胞呈阴性。

2. CAE 染色　原始巨核细胞呈阴性。

3. PAS 染色　原始巨核细胞呈阳性，胞质中可见大小不一的紫红色阳性颗粒。

4. α-NAE 染色　骨髓中往往同时存在更为成熟的巨核细胞，胞质中呈点状或块状阳性，不为 NaF 抑制。

5. NBE 染色　原始巨核细胞呈阴性。

三、免疫表型

原始巨核细胞、幼稚巨核细胞的 SSC 与 FSC 较大，表达一个以上血小板糖蛋白，如 CD41（糖蛋白 Ⅱ b）、CD61（糖蛋白 Ⅲ a）；而胞质 CD41 和 CD61 更为敏感、特异。CD42（糖蛋白 Ⅰ b）为更成熟的血小板标记，可不表达。CD36 呈特征性阳性。CD9、CD13、CD33 可呈阳性，儿童 CD34、CD45、HLA-DR 常呈阴性，亦可见部分病例 CD34、CD45 呈阳性。不表达 MPO 及其他髓系的分化标志，亦不表达淋系标志及 TdT，但可异常表达 CD7。HLA-DR 可呈阳性。

四、常见非随机性细胞遗传学改变

WHO 分类中的 AML 伴重现性遗传学异常中 AML（原巨核细胞）伴 t（1；22）（p13；q13）；*RBM15-MKL1*，可表现为巨核细胞异常增生。Inv（3）（q21；q26）常伴血小板增多、巨核细胞发育不良且预后不良。Inv（12p）可有纵隔肿物。原发性骨髓纤维化或原发性血小板增多症进展为 AML 时，可能具有 AML-M7 表型。

五、诊断标准

FAB 国内诊断标准：外周血有巨核细胞（小巨核细胞）；骨髓原始巨核细胞≥ 30%，原始巨核细胞应由电镜或单克隆抗体证实；骨髓细胞少，骨髓穿刺抽吸常干抽，活检有原始和巨核细胞增多，网状纤维增加。

FAB 国外标准：骨髓原始细胞≥ 30%，如原始细胞形态不能确定，应用电镜 PPO 或血小板膜糖蛋白Ⅱa/Ⅲa 或ⅧR：Ag 证明为巨核细胞；如干抽或有骨髓纤维化，则可用免疫组化证实为巨核细胞来源。

WHO 分型标准：骨髓原始细胞≥ 20%，其中至少 50% 的原始细胞为巨核细胞。外周血可见小巨核、巨核细胞碎片、病态巨大血小板，偶见原始细胞成堆出现，合并骨髓纤维化时干抽。原巨核细胞 MPO−、SBB−、PAS+、ACP+、NSE+，电镜 PPO 阳性。

FAB 方案和 WHO 方案对急性巨核细胞白血病的诊断，在原始巨核细胞比值的要求上有所不同，FAB 分型要求原始巨核细胞比值≥ 30%，而 WHO 方案中要求原始细胞≥ 20%，其中至少 50% 为巨核细胞。对原巨核细胞比值要求降低，但是要与全髓增生症伴骨纤相鉴别：全髓增殖症骨髓细胞粒系、红系和巨核同时增生，不以巨核系增生为主。急性巨核细胞白血病以原巨核细胞增生为主，与伴巨核系病态造血的 AML 相鉴别。总之，FAB 和 WHO 诊断急性巨核细胞白血病，要求原始细胞≥ 20%，均为原巨核细胞或至少 50% 为原巨核细胞，形态不好辨识的原巨核细胞需要用电镜 PPO、单克隆抗体或免疫组化证实。

六、鉴别诊断

（一）ALL

ALL 的原始淋巴细胞与 AML-M7 中分化差的原始巨核细胞在形态学上难以区别，需通过免疫标记检查进行鉴别。ALL 白血病细胞表达淋系抗原，如 CD19、CD79a、cCD22、cCD3 等；而原始巨核细胞以 CD41、CD42、CD61 为比较特异的免疫标记，不表达淋系抗原。

（二）PEL

PEL 中分化差的原始红细胞和 AML-M7 中原始巨核细胞在形态学上难以区别，需借助免疫分型鉴别。PEL 原始红细胞表达 CD117、CD36、CD235a，不表达淋系和巨核系的免疫标记。

（三）AML-M5

AML-M5 骨髓象原、幼单核细胞胞体较大，有时也会出现多形性伪足，易与 AML-M7 中多形性巨核细胞混淆；但 AML-M5 白血病细胞的核染色质较细致，呈疏松网状，与 AML-M7 中原巨核细胞致密、粗糙且深染的核染色质不同。AML-M5 白血病细胞核仁一般大而明显，胞质丰富，常可见到细小粉尘样颗粒，与 AML-M7 中的原始巨核细胞形态亦不相同。AML-M5 白血病细胞 MPO 可有阳性表达，PAS 呈弥散样弱阳性，阳性颗粒较集中于细胞边缘；AML-M7 白血病细胞 MPO 染色呈阴性，PAS 呈颗粒状或块状较强阳性。两者的免疫表型亦可提供较特异的鉴别指标，AML-M7 特征性的表达 CD41、CD61 和 / 或 CD42，而 AML-M5 不表达巨核细胞标志。

（四）AML 伴骨髓增生异常相关改变

此 AML 亚型可以从此前的 MDS 或 MDS/MPN 演化而来，或伴 MDS 相关细胞遗传学异常，或 AML 伴多系形态学发育异常。骨髓象常可见到病态小巨核（非原始巨核细胞），原始髓细胞比值 ≥ 20%，但不来源于巨核系。

（五）急性全髓增殖伴骨髓纤维化（PMF）

急性全髓增殖的特征是三系原始细胞增殖，即粒系、巨核系和红系均增殖。

（六）任何 MPN 的原巨核细胞危象

结合病史看发展病程，一般可见慢性期及肝、脾肿大病史。

（七）慢性粒细胞白血病原始细胞转化

一般有病程的慢性期及肝脾肿大的病史；Ph 染色体阳性，*BCR-ABL1* 融合基因阳性。

（八）其他恶性肿瘤

骨髓转移的恶性肿瘤细胞一般具有较明显的异型性，大小不等、排列紊乱，胞体外形和核形怪异，一般具有原发肿瘤的其他表现，免疫标记检查显示这些细胞为非骨髓细胞来源。

七、病例分析

［病例十九］

1.简要病史　男，72 岁。因"全身乏力半年余，加重 3 个多月"就诊。就诊前 1 个月曾在地方医院输注红细胞纠正贫血。既往有高血压病史。查体：外周血涂片检查见原始细胞约占 10%。

2.血常规主要指标　见下表。

中文名称	英文缩写	结果	单位	参考区间
白细胞	WBC	25.35	10^9/L	3.5~9.5
红细胞	RBC	1.34	10^{12}/L	4.5~5.8
血红蛋白	HB	45	g/L	130~175
血小板	PLT	379	10^9/L	125~350

3. 血象和骨髓象分析　见图1.8.2~9。

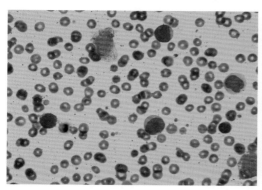
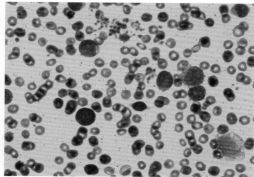

图 1.8.2　AML-M7血象（瑞—姬染色，1 000 ×）

白细胞增高，原始细胞约占57%。计数100个有核细胞，可见晚幼红细胞5个。红细胞轻度大小不等，中心浅染区扩大；血小板散在、大簇易见

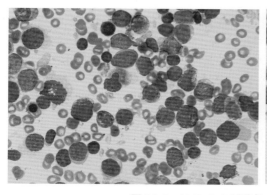
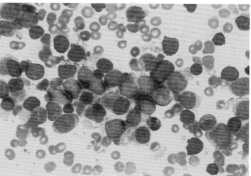

图 1.8.3　AML-M7骨髓象（瑞—姬染色，1 000 ×）

1. 骨髓小粒易见，涂片制备、染色良好。
2. 骨髓增生明显活跃。
3. 原始细胞约占87%。该类细胞胞体中等，呈圆形、椭圆形，易见多形性伪足；胞核呈圆形，核染色质较致密粒状，可见核仁；胞质量少至中等，呈蓝色，部分细胞胞质内含空泡，少数细胞胞质内可见粉红色颗粒。细胞化学染色结果见后图。
4. 粒系增生尚活跃。
5. 红系增生活跃，成熟红细胞大小不一。
   铁染色：外铁（＋）；内铁Ⅰ型占10%，Ⅱ型占12%，Ⅲ型占12%。
6. 淋巴细胞占约6.5%。
7. 全片共见巨核细胞54个，单圆核巨核细胞。血小板散在易见，可见畸形血小板。
考虑AL，不排除AML-M7，请结合免疫分型、基因、染色体等相关实验室检查

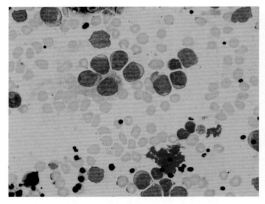

图 1.8.4　AML-M7 MPO 染色（1 000×）
原始细胞呈阴性，图中的粒细胞呈阳性

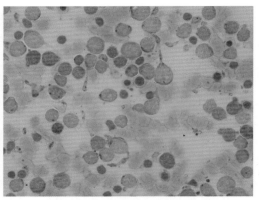

图 1.8.5　AML-M7 PAS 染色（1 000×）
原始细胞呈颗粒状阳性，胞质内存在较多粗大的阳
性颗粒

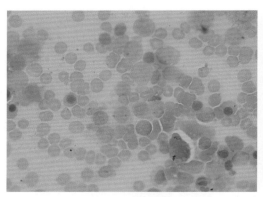

图 1.8.6　AML-M7 CAE 染色（1 000×）
原始细胞呈阴性，中性粒细胞呈阳性

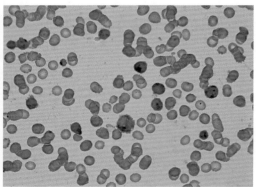

图 1.8.7　AML-M7 α-NAE 染色（1 000×）
原始细胞呈颗粒状较强阳性

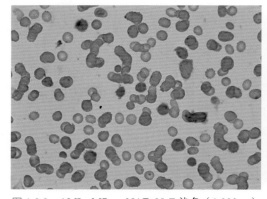

图 1.8.8　AML-M7 α-NAE+NaF 染色（1 000×）
原始细胞不被抑制

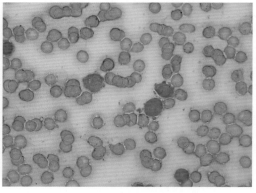

图 1.8.9　AML-M7 NBE 染色（1 000×）
原始细胞呈阴性

4. 免疫表型分析　异常髓系原始细胞约占有核细胞的 55.33%，表达 CD41、CD61、CD9、CD36、CD33，部分表达 CD34、CD13、CD38、CD7，不表达 CD117、HLA-DR、CD56、CD10、D11b、CD19、CD15、CD64，符合急性髓细胞白血病免疫表型，考虑 AML-M7。

5. 细胞遗传学和分子生物学检查　46，XX，未见克隆性异常。AML 融合基因筛查阴性，血液系统疾病基因突变筛查均为阴性。

6. 病例分析　此病例外周血和骨髓中原始细胞分别约占 57% 和 87%。该类细胞胞体中等，呈圆形、核圆形；核染色质较粗粒状；胞质量少，蓝色，无颗粒。单纯从形态不易判定原始细胞的系列来源。细胞化学染色 MPO 呈阴性，CAE 呈阴性，α-NAE 呈点状阳性且不被 NaF 抑制，PAS 呈粗块状阳性，有的在细胞伸出的伪足内亦可见 PAS 阳性颗粒。考虑原始淋巴细胞来源可能性大，原始巨核细胞不能除外。加做免疫标记检查，原始细胞表达 CD41、CD42，不表达淋巴细胞的抗原，支持原始巨核细胞免疫表型，故诊断为 AML-M7。回顾性阅片发现，骨髓原始细胞间存在一定数量有巨核细胞分化特征的小巨核细胞（图 1.8.3）。此病例染色体未见克隆性异常，AML 融合基因筛查阴性，血液系统疾病基因突变筛查全套检测均为阴性，WHO 分型为 AML-NOS 中的急性巨核细胞白血病。

［病例二十］

1. 简要病史　女，5 岁。因 "4 天前无明显诱因出现发热，体温最高 39.5℃，伴有呕吐 2 次" 入院。去年曾因鼻出血、血小板减少反复住院 3 次。查体：全身皮肤未见皮疹，双下肢可见散在出血点，肝肋下 3 cm，脾肋下 2 cm。

2. 血常规主要指标　见下表。

中文名称	英文缩写	结果	单位	参考区间
白细胞	WBC	6.09	10^9/L	3.5~9.5
红细胞	RBC	3.23	10^{12}/L	3.8~5.1
血红蛋白	HB	97	g/L	115~150
血小板	PLT	10	10^9/L	125~350

3. 血象和骨髓象分析　　见图 1.8.10~17。

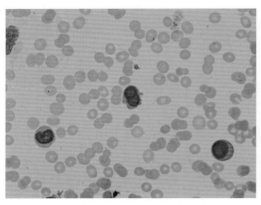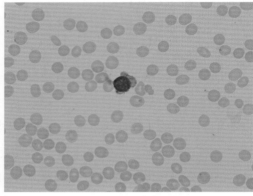

图 1.8.10　AML-M7 血象（瑞—姬染色，1 000×）

白细胞数目无明显增减，原始细胞约占 19%。该类细胞胞体呈圆形、椭圆形，可见多形性伪足；胞核圆形，
染色质细致；胞质内可见细小粉红色颗粒。红细胞中心浅染区扩大；血小板散在少见

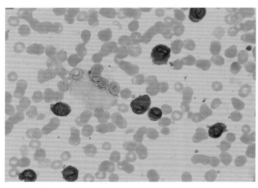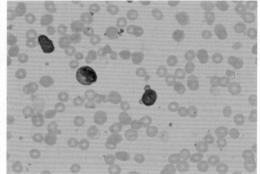

图 1.8.11　AML-M7 骨髓象（瑞—姬染色，1 000×）

1. 骨髓小粒易见，涂片制备、染色良好。

2. 骨髓增生明显活跃。

3. 原始细胞约占 67%。该类细胞胞体较小，细胞边缘不规则，有毛刺或小突起；胞核呈圆形或类圆形，
　核染色质较致密，核仁不清晰；胞质量少，呈灰蓝色，部分细胞胞质中含细小粉红色颗粒。细胞化学
　染色结果见后图。

4. 粒系增生减低。

5. 红系增生减低，成熟红细胞大小不等。

6. 淋巴细胞约占 18.5%。

考虑 AL，不排除 AML-M7 可能，请结合免疫分型、基因、染色体等相关实验室检查

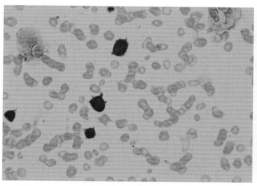

图 1.8.12　AML-M7 MPO 染色（1 000×）
原始细胞呈阴性

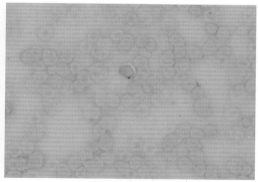

图 1.8.13　AML-M7 PAS 染色（1 000×）
原始细胞呈阳性

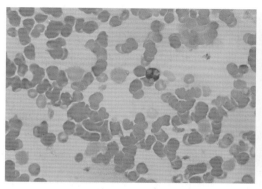

图 1.8.14　AML-M7 CAE 染色（1 000×）
原始细胞呈阴性，中性粒细胞呈阳性

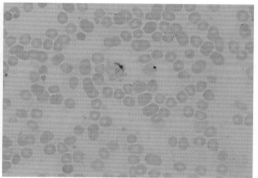

图 1.8.15　AML-M7 α-NAE 染色（1 000×）
原始细胞呈阳性

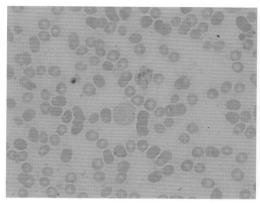

图 1.8.16　AML-M7 α-NAE+NaF 染色（1 000×）
原始细胞不被抑制

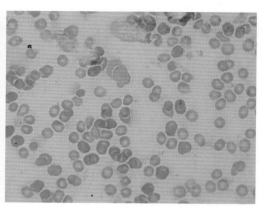

图 1.8.17　AML-M7 NBE 染色（1 000×）
原始细胞呈阴性

4. **免疫表型分析**　流式细胞学检测示原始细胞约占有核细胞的 59.10%，表达 HLA-DR，部分表达 CD61、CD42a、CD36、CD38、CD9、CD33、CD34，不表达 cMPO、GlyA、cCD79a、cCD3、CD5、CD7、CD4、CD10、CD19、CD20、CD13、CD15、CD117、CD64、CD14、CD41、CD11b、CD56，考虑 AL，AML-M7 可能性大。

5. **细胞遗传学和分子生物学检查**　47，XX，+1，der（1；19）（q10；p10），t（10；11）（p13；q21），+19。AML 融合基因筛查阴性，血液系统疾病基因突变筛查均为阴性。

6. **诊断与分析**　此病例外周血和骨髓中原始细胞分别约占 19% 和 67%。此类胞体呈圆形、椭圆形；核呈圆形、椭圆形，染色质致密；胞质量少，嗜多色，边缘不规整，形态疑似原始巨核细胞。细胞化学染色 POX 呈阴性、AS-DCE 呈阴性，NAE 和 PAS 呈块状阳性，根据形态学和化学染色特征拟诊为 AML-M7。流式免疫表型分析显示，原始细胞表型符合巨核细胞的免疫标记，故考虑诊断为 AML-M7。此病例染色体为复杂核型，AML 融合基因筛查阴性，血液系统疾病基因突变筛查全套检测均为阴性，WHO 分型为 AML-MRC 累及巨核细胞。

［病例二十一］

1. **简要病史**　男，62 岁。因"右下肢疼痛 3 月余，发热 2 日"由当地转入我院治疗，最高温度 38.4℃。3 个月前无明显诱因出现右下肢疼痛，伴乏力，无发热，无恶心、呕吐。有颈椎、腰椎间盘突出病史 10 余年，无其他既往史。查体：浅表淋巴结未及肿大，肝脾未及。

2. **血常规主要指标**　见下表。

中文名称	英文缩写	结果	单位	参考区间
白细胞	WBC	3.95	10^9/L	3.5~9.5
红细胞	RBC	2.23	10^{12}/L	4.5~5.8
血红蛋白	HB	65	g/L	130~175
血小板	PLT	24	10^9/L	125~350

3. 血象和骨髓象分析　　见图 1.8.18~25。

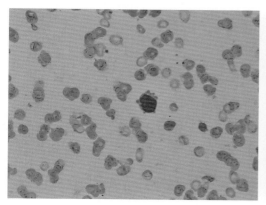
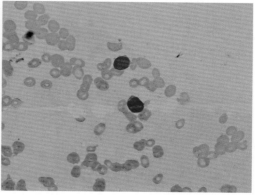

图 1.8.18　AML-M7 血象（瑞—姬染色，1 000 ×）

白细胞无明显增减，原始细胞约占 12%，部分细胞胞体呈圆形、椭圆形，胞核圆形，染色质细致；部分细胞胞体大，可见多形性伪足，胞质内可见细小粉红色颗粒。部分红细胞中心浅染区扩大；血小板散在少见

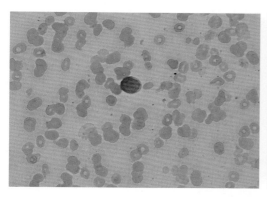
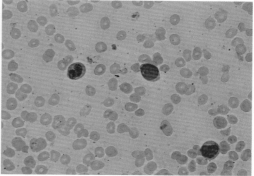

图 1.8.19　AML-M7 骨髓象（瑞—姬染色，1 000 ×）

1. 骨髓小粒易见，涂片制备、染色良好。

2. 骨髓增生尚活跃。

3. 原始细胞约占 31.5%。该类细胞胞体中等，呈圆形或类圆形，细胞边缘有毛刺或不规则瘤突；胞核呈圆形，核染色质细致密粒状，可见核仁；胞质量少，呈蓝色。细胞化学染色结果见后图。

4. 粒系增生尚活跃。

5. 红系增生尚活跃，成熟红细胞大小不等，部分红细胞中心淡染明显。

6. 淋巴细胞约占 16%。

7. 可见小核巨核细胞，血小板散在、少见。

考虑 AML-M7，请结合免疫分型、基因、染色体等相关实验室检查

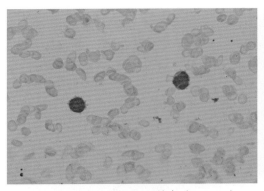

图 1.8.20 AML-M7 MPO 染色（1 000×）
原始细胞呈阴性

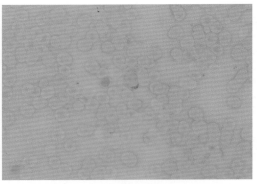

图 1.8.21 AML-M7 PAS 染色（1 000×）
原始细胞呈阳性

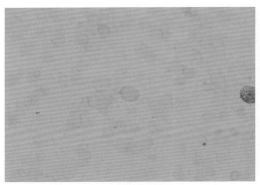

图 1.8.22 AML-M7 CAE 染色（1 000×）
原始细胞均呈阴性

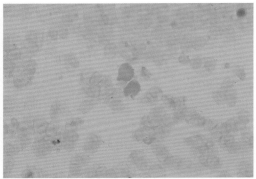

图 1.8.23 AML-M7 α-NAE 染色（1 000×）
原始细胞呈阳性

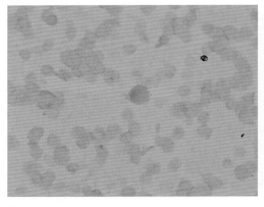

图 1.8.24 AML-M7 α-NAE+NaF 染色（1 000×）
原始细胞不被抑制

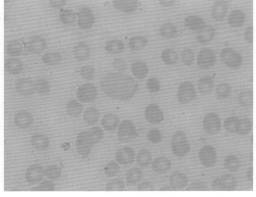

图 1.8.25 AML-M7 NBE 染色（1 000×）
原始细胞呈阴性

4. 免疫表型　患者多次骨髓穿刺干抽，取外周血做细胞形态及流式细胞检查。免疫表型显示原始细胞约占 15.27%，表达 CD34、HLA-DR、CD117、CD13、CD9、CD41、CD61、CD36、CD38，部分表达 CD33，不表达 CD10、CD11b、CD56、CD64、CD20、CD15、CD7、CD19、CD5、GlyA、cCD79a、cMPO、cCD3、CD14，为原始巨核细胞。17.29% 细胞（NAC）表达 CD34、HLA-DR、CD117、CD13、CD9、CD38，部分表达 CD33，不表达 CD10、CD11b、CD56、CD64、CD20、CD15、CD7、CD19、CD5、CD41、CD61、CD36、GlyA、cCD79a、cMPO、cCD3、CD14，为异常髓系原始细胞。符合急性髓细胞白血病免疫表型，考虑为 AML-M7。

5. 细胞遗传学和分子生物学检查　此病例染色体未见克隆性异常，AML 融合基因筛查阴性，血液系统疾病基因突变筛查全套检测均为阴性。

6. 诊断与分析　此病例外周血和骨髓中原始细胞分别约占 12% 和 31.5%。此类细胞胞体中等，呈圆形，多有不规则伪足，可见空泡。细胞化学染色 MPO 呈阴性，CAE 呈阴性，NAE 呈弥散阳性，PAS 呈块状阳性，考虑淋巴系和巨核系的可能，初步拟诊为 AML-M7。外周血和骨髓细胞流式细胞检查显示，此类原始细胞表达巨核系抗原 CD41、CD61，不表达淋系抗原 CD19、CD20、CD79a、cCD3、CD5 和 CD7 等，支持 AML-M7 诊断。染色体未见克隆性异常，AML 融合基因筛查阴性，血液系统疾病基因突变筛查全套检测均为阴性，故 WHO 分型为 AML-NOS 中的急性巨核细胞白血病。

（殷　勇　武焕玲）

参考文献

1. 刘艳荣 . 2010. 实用流式细胞术—血液病篇 [M]. 北京：北京大学医学出版社 .

2. 卢兴国 . 2013. 白血病诊断学 [M]. 北京：人民卫生出版社 .

3. 沈悌，赵永强 . 2018. 血液病诊断与疗效标准 [M]. 第 4 版 . 北京：科学出版社 .

4. 王建中 . 2012. 临床检验诊断学图谱 [M]. 北京：人民卫生出版社 .

5. 吴晓芝 . 2009. 血液病诊断与鉴别诊断图谱 [M]. 北京：人民卫生出版社 .

6. 夏薇，陈婷梅等 . 2015. 临床血液学检验技术 [M]. 第 6 版 . 北京：人民卫生出版社 .

7. 许文荣，王建中 . 2012. 临床血液学检验 [M]. 第 5 版 . 北京：人民卫生出版社 .

8. 中华医学会血液学分会，中国医师协会血液科医师分会 . 2018. 中国急性早幼粒细胞白血病诊疗指南（2018 年版），中华血液学杂志 . 29（3）：179-183.

9. Kaushansky 著 . 陈竺，陈赛娟译 . 2011. 威廉姆斯血液学 [M]. 第 8 版 . 北京：人民卫生出版社 .

10. A.Victor Hoffbrand, John E.Pettit, Paresh Vyas, et al.. 2013. Color Atlas of Clinical Hematology. 北京：北京大学医学出版社 .

11. Steven H.Swerdlow, Elias Campo, Nancy Lee Harris, et al.. 2017. WHO Classification of Tumours of Haematopoietic and Lymphoid Tissues[M]. Revised 4th Edition, Lyon: IARC.

12. Pagano L, Pulsoni A, Vignetti M, et al.. 2002. Acute megakaryoblastic leukaemia: experience of GIMEMA trials. Leukaemia, 16:1622-6.

第二部分

急性髓细胞白血病及其前体细胞肿瘤（WHO 分型）

第九章　急性髓细胞白血病伴重现性遗传学异常

一、AML 伴平衡易位 / 倒位

伴平衡易位 / 倒位的 AML 可见有预后意义的重现性遗传学异常，具有独特的形态学、免疫学和临床特征。根据 2016 年 WHO 造血与淋巴组织肿瘤分型方案，此种 AML 亚型的平衡易位有 t（8；21）（q22；q22.1）、inv（16）（p13.1q22）或 t（16；16）（p13.1；q22）、t（15；17）（q22；q11-12）、t（6；9）（p23；q34.1）、t（9；11）（p21.3；q23.3）、inv（3）（q21.33q26.2）或 t（3；3）（q21.3；q26.2）和 t（1；22）（p13.3；q13.1）。其中，前三种伴重现性遗传学异常的 AML，即使原始细胞比例 <20%，也应诊断为 AML。每一种伴重现性遗传学异常的 AML，其染色体结构重排后，会产生一种融合基因，编码一种融合蛋白，影响白血病的发生、发展及预后。

（一）AML 伴 t（8；21）（q22；q22.1）；*RUNX1-RUNX1T1*

1. 概述　AML 伴 t（8；21）（q22；q22）；*RUNX1-RUNX1T1* 是一种髓细胞有成熟迹象的 AML，占 AML 的 1%~5%。T（8；21）是在 AML 中第一个被鉴定的异常染色体，常见于 FAB 分型中的 AML-M2，少数见于 AML-M4。好发于年轻人，有较高的完全缓解率和较长的生存预后。多数起病缓慢，在初诊时可因骨髓液涂片中原始细胞数量低而造成误诊。可有髓肉瘤的表现。

2. 细胞形态学

（1）血象　多数病例表现为全血细胞减少，贫血较其他类型白血病显著，白细胞减少，少数增高；分类可见各阶段幼稚粒细胞，异常中性中幼粒细胞、嗜酸性粒细胞、嗜碱性粒细胞可增多；血小板明显减少，形态多正常（图 2.9.1）。

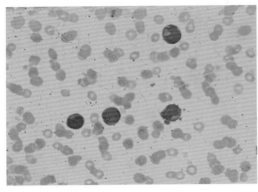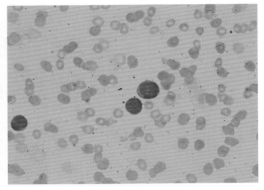

图 2.9.1　AML 伴 t（8；21）（q22；q22.1）；*RUNX1-RUNX1T1* 血象（瑞—姬染色，1 000×）
外周血片中的原始细胞，其胞体中等，多呈圆或类圆形；核染色质较细致粒状，胞质量少；部分细胞质
中有细小紫红色颗粒

（2）骨髓象　骨髓增生多明显活跃或增生活跃，粒系增生明显活跃，原始粒细胞和早幼粒细胞明显增多。原粒细胞体积较大，胞质嗜碱性强，常含有大量较粗大的嗜天青颗粒，可见核周淡染；具有呈不同程度发育异常的幼粒细胞和成熟粒细胞。主要表现为成熟粒细胞核分叶不良、胞质着色异常（如胞质呈不均质粉红色），某些病例还以异常中性中幼粒细胞增生为主。这些异常中性中幼粒细胞形态特点是：粒细胞的胞核已凹陷至中幼粒阶段，但胞核与胞质发育不平衡，核染色质仍然细致疏松，核仁大而明显；胞质丰富，含多量细小粉红色中性颗粒，呈弥散分布，常见空泡和内、外质，内质量多，呈粉红色，外质质量少，呈浅蓝色，且有伪足。有时可见嗜酸性粒细胞增高，但不具有 inv（16）的 AML 中异常的嗜酸性粒细胞的形态和化学染色特征（图 2.9.2）。

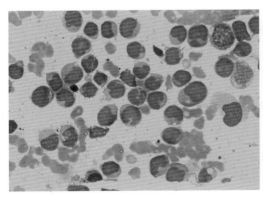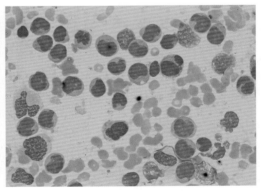

图 2.9.2　AML 伴 t（8；21）（q22；q22）；*RUNX1-RUNX1T1* 骨髓象（瑞—姬染色，1 000×）
骨髓象原始细胞比值增高，其胞体偏大，圆形或不规则形。胞核圆形，可见凹陷、切迹和分叶；核染色质细致粗粒状，可见核仁。胞质少至较丰富，着较深蓝色，部分含细小紫红色颗粒。易见核质发育异常的中幼和晚幼粒细胞，可见核分裂象

（3）化学染色

MPO 染色　原始细胞呈阳性或强阳性反应。

CAE 染色　原始细胞多呈阳性。

α-NAE 染色　原始细胞呈阴性至中等强度阳性，加 NaF 不被抑制。

NBE 染色　原始细胞呈阴性。

PAS 染色　原始细胞可呈阴性至细颗粒状弱阳性反应。

3. 免疫表型　原始细胞通常强表达 CD34、MPO 和 CD13，弱表达 CD33，有时会同时表达 CD34 和 CD15，常协同表达淋系抗原 CD19、CD56。白血病细胞表达 CD65 等粒细胞分化的特征。

4. 细胞和分子遗传学　核结合因子（core-binding factor， CBF）的两个亚基 CBFA（又称 AML1 和 RUNX1）和 CBFβ 可以发生基因重排，参与急性白血病的发生。当 8 号染色体与 21 号染色体发生易位时，8 号染色体 CBFA（RUNX1）基因与 21 号染色体 RUNX1T1（ETO）基因融合，形成 RUNX1-RUNX1T1 融合基因，可以使 CEBβA 和 AP-1 介导的增强子结合作用的发生改变，导致白血病发生。多数患者有额外的染色体异常，如丢失一条性染色体或 del（9）。部分病例可见 KIT 突变、KRAS/NRAS 突变以及 ASXL1/ASXL2 突变。TATA 核结合蛋白相关因子 1（TAF1）在 AML 伴 t（8；21）；RUNX1-RUNX1T1 发病中有重要作用。运用 RT-PCR 方法检测 RUNX1-RUNX1T1 微小残留（MRD）可以预测 AML 伴 t（8；21）白血病复发。

5. 病例分析

［病例二十二］

1）简要病史　男，17 岁。因"急性髓细胞白血病 4 月余"入院。既往体健，否认重大内外科病史。否认粉尘、放射线及有毒物质接触史。否认家族遗传病病史，无不良嗜好。否认药物、食物过敏史。查体：发育正常，贫血貌，全身皮肤黏膜无明显黄染、皮疹及出血点。睑结膜苍白，左侧瞳孔偏大，视野部分缺损，右眼视野部分缺损。胸骨压痛，无腹痛，肝脾肋下未触及肿大，肝肾区无叩击痛。

2）血常规主要指标　见下表。

中文名称	英文缩写	结果	单位	参考区间
白细胞	WBC	11.59	10^9/L	3.5~9.5
红细胞	RBC	1.99	10^{12}/L	4.5~5.8
血红蛋白	HB	74	g/L	130~175
血小板	PLT	14	10^9/L	125~350

3）血象和骨髓象分析　见图 2.9.3~10。

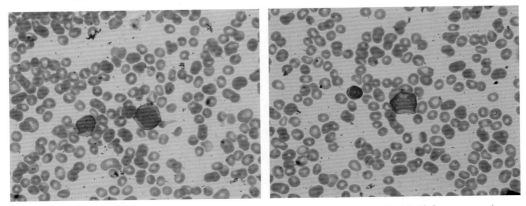

图 2.9.3　AML 伴 t（8；21）（q22；q22.1）；*RUNX1-RUNX1T1* 血象（瑞—姬染色，1 000×）
外周血白细胞增高，原始细胞占 67%，可见中、晚幼粒细胞，成熟红细胞大小不一，血小板散在可见

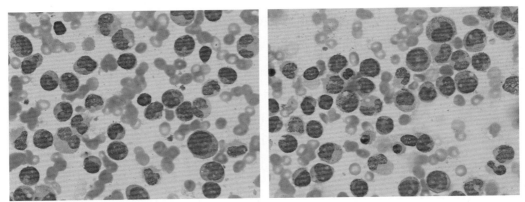

图 2.9.4　AML 伴 t（8；21）（q22；q22.1）；*RUNX1-RUNX1T1* 骨髓象（瑞—姬染色，1 000×）

骨髓象分析：

1. 骨髓小粒易见，涂片制备、染色良好。

2. 骨髓增生极度活跃。

3. 粒系增生明显活跃，原粒细胞约占 64%。该类细胞胞体中等，呈圆形、椭圆形或不规则形；核呈圆形、椭圆形，可见扭曲折叠，核染色质细致疏松；胞质较丰富，呈蓝色，可见 Auer 小体。异常中性中幼粒细胞明显增多，其胞体大，胞核凹陷，核染色质细致疏松，核仁大而明显，胞质丰富，含多量弥散分布的细小粉红色中性颗粒，可见空泡。细胞化学染色结果见后图。

4. 红系增生减低，成熟红细胞大小不一。

5. 淋巴细胞约占 6%。

6. 全片共见巨核细胞 2 个，血小板散在可见。

考虑 AML-M2b，请结合免疫分型、基因、染色体等相关实验室检查

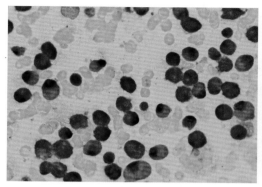

图 2.9.5　AML 伴 t（8；21）（q22；q22.1）；
RUNX1–RUNX1T1 MPO 染色（1 000×）
原始细胞呈阳性，分化的幼粒细胞呈较强阳性

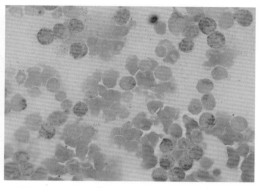

图 2.9.6　AML 伴 t（8；21）（q22；q22）；
RUNX1–RUNX1T1 CAE 染色（1 000×）
原始细胞呈阴性或阳性，分化的幼粒细胞呈较强
阳性

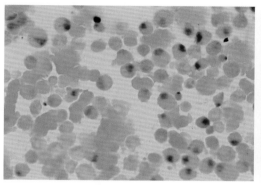

图 2.9.7　AML 伴 t（8；21）（q22；q22.1）；
RUNX1–RUNX1T1 α–NAE 染色（1 000×）
部分原始细胞呈较强局灶阳性

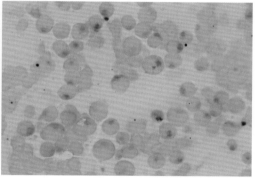

图 2.9.8　AML 伴 t（8；21）（q22；q22.11）；
RUNX1–RUNX1T1 α–NAE+NaF 染色（1 000×）
原始细胞不被抑制

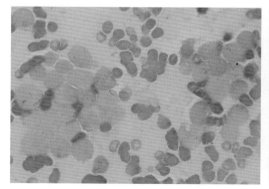

图 2.9.9　AML 伴 t（8；21）（q22；q22.1）；
RUNX1–RUNX1T1 NBE 染色（1 000×）
骨髓片中少数细胞呈弱阳性（<20%），多数细胞
呈阴性

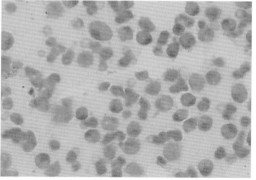

图 2.9.10　AML 伴 t（8；21）（q22；q22.1）；
RUNX1–RUNX1T1 PAS 染色（1 000×）
原始细胞呈阴性或阳性，已经分化的幼粒细胞呈较
强阳性

4）细胞遗传学　45，X，－Y，+4，+6，t（8；21）（q22；q22），+10，+17，+19，+22，为复杂核型。

5）分子生物学检查　*RUNX1-RUNX1T1* 融合基因阳性。

6）免疫表型分析　异常髓系原始细胞约占有核细胞的 64.4%，表达 CD117、HLA-DR、CD34、CD33、CD38、CD56、cMPO，部分表达 CD19、CD13、CD15，不表达 CD10、CD11b、CD20、CD7、CD5、CD61、GlyA、cCD79a、cCD3、CD64、CD14（图 2.9.11）。

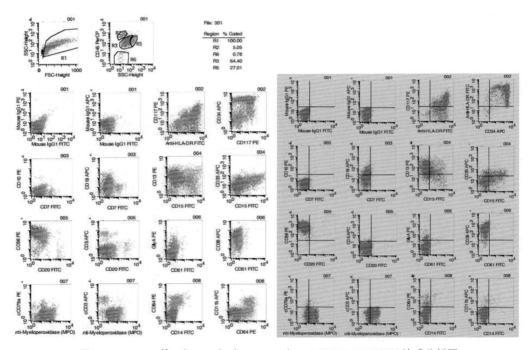

图 2.9.11　AML 伴 t（8；21）（q22；q22）；*RUNX1-RUNX1T1* 流式分析图

7）诊断与分析　该病例外周血和骨髓中原始细胞分别约占 67% 和 26%，异常中幼粒细胞比例明显增高，根据 FAB 分型可诊断为 AML-M2b 亚型。免疫表型支持 AML-M2 的诊断。染色核型分析具有 t（8；21），基因检测示 *RUNX1-RUNX1T1* 融合基因阳性。根据 WHO 诊断分型方案（2016），诊断为 AML 伴 t（8；21）（q22；q22）；*RUNX1-RUNX1T1*。

8）鉴别诊断　形态上应与 AML-M4 和 AML-M5 区别，对两类白血病的具体描述请参考其他相关章节。

（二）AML伴inv（16）（p13.1q22）或t（16；16）（p13.1；q22）；*CBFβ–MYH11*

1. 概述　占AML的10%~12%，年轻人多见，是一种有单核系和粒系分化迹象的AML，常见于FAB分型中的AML-M4Eo。表现为骨髓中特征性的形态异常嗜酸性粒细胞增多，常伴肝、脾、淋巴结肿大。髓系肉瘤（绿色瘤）可为首发或复发时的唯一表现。在强化巩固治疗时，能获得较高的完全缓解率和较长的生存时间。

2. 细胞形态学

（1）血象　红细胞、血红蛋白中度至重度减少，血小板呈重度减少，白细胞增高，常高于t（8；21）AML，可见各阶段的粒细胞和单核细胞，外周血嗜酸性粒细胞通常不增高，偶尔有外周血异常嗜酸性粒细胞增高的报道（图2.9.12）。

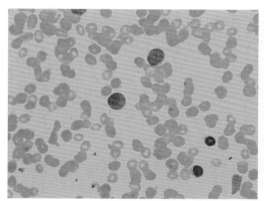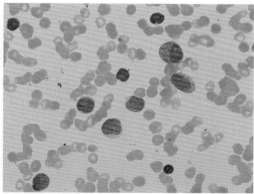

图2.9.12　AML伴inv（16）（p13.1q22）；*CBFβ–MYH11*血象（瑞—姬染色，1 000×）
外周血原始细胞、异常的幼稚嗜酸性粒细胞

（2）骨髓象　除急性粒—单核细胞白血病的特点外，最突出的特征是骨髓出现不成熟的嗜酸性粒细胞，主要是嗜酸性粒细胞的早、中和晚幼阶段，成熟阶段的嗜酸性粒细胞变化不明显。骨髓中有不同数量的异常嗜酸性粒细胞，常≥5%（有时也会<5%）。异常的嗜酸性粒细胞比正常的嗜酸性粒细胞胞体大，胞质呈金紫色，有粗大的双嗜性颗粒；成熟的嗜酸性粒细胞核分叶减少。在有些病例中，异常的嗜酸性粒细胞不增多，甚至很难发现。有些inv（16）（p13.1q22）或t（16；16）（p13.1；q22）病例，骨髓原始细胞比例接近20%或低于20%，应该被诊断为AML（图2.9.13）。

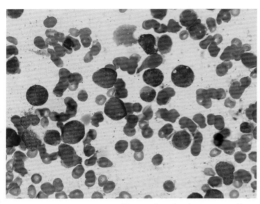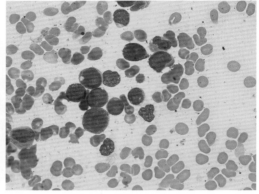

图 2.9.13　AML 伴 inv（16）（p13.1q22）；*CBFβ–MYH11* 骨髓象（瑞—姬染色，1 000×）
骨髓象原始细胞比值增高，易见异常的嗜酸性粒细胞

（3）化学染色

POX 染色　至少 3% 原始细胞为 POX 阳性。

CAE 染色　粒细胞呈阳性；异常的嗜酸性粒细胞呈颗粒状阳性，而正常情况下，嗜酸性粒细胞的 CAE 呈阴性。

α–NAE 染色　粒细胞呈阴性至中等强度阳性；增生的单核细胞呈中等至强阳性，但有时单核细胞的反应会减低或呈阴性。

PAS 染色　增生的粒系、单核系细胞，均呈弥散的阳性反应。

3. 免疫表型　该型 AML 免疫表型较复杂，一般存在四个细胞群：粒、单核两系原始细胞表达 CD34、CD117 和 MPO，向粒系分化的细胞表达 CD13、CD33、CD15、CD65、MPO，向单核系分化的细胞表达 CD4、CD14、CD11b、CD11c、CD64、CD36 及溶菌酶。嗜酸性粒细胞表达 MPO、CD9，不表达 CD16，可伴随 CD2 表达（图 2.9.14）。

4. 细胞和分子遗传学　inv（16）（p13.1q22）或 t（16；16）（p13.1；q22），以前者多见。位于 16q22 的 *CBFβ* 和位于 16p13.1 的 *MYH11* 融合（图 2.9.15），*CBFβ–MYH11* 融合基因阳性。SCF E3 泛素连接酶在 AML 伴 inv（16）白血病中明显缺失，在白血病的发生、发展和预后中有重要作用。约 40% 的病例还有其他核型异常，如 +22、+8、del（7q）、+21。有些少见的 AML 和 CML 病例可以同时出现 inv（16）（p13.1q22）和 t（9；22）（q34.1；q11.2），可以被视为 CML 的加速期或急变期表现。在 inv（16）（p13.1q22）或 t（16；16）（p13.1；q22）AML 中，90% 病例会出现二次基因突变，如 *KIT*、*NRAS*、*KRAS* 和 *FLT3* 突变等，*ASXL2* 突变在此类型 AML 中不常见（图 2.9.15）。

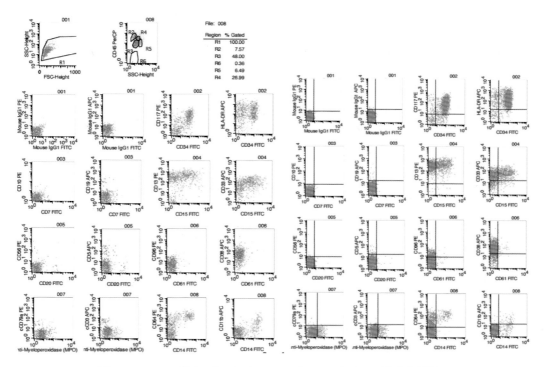

图 2.9.14　AML 伴 inv（16）（p13.1q22）；*CBFβ–MYH11* 流式分析图

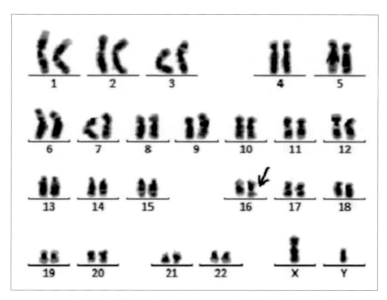

图 2.9.15　AML 伴 inv（16）（p13.1q22）；*CBFβ–MYH11* 核型图

5. 临床病例

[病例二十三]

1）简要病史　男，65 岁。发热 10 余天，伴血小板减低 1 周。患者于 10 余天前无明显诱因出现发热，伴咳嗽，咳少量白色黏痰；伴乏力、右侧切齿牙龈发黑、牙齿松动。于当地医院住院治疗（具体药物不详），发现血小板减低。为明确诊断收入本院。既往体健，否认重大内外科病史。否认粉尘、放射线及有毒物质接触史。否认家族遗传病病史，无不良嗜好。否认药物、食物过敏史。

2）血常规主要指标　见下表。

中文名称	英文缩写	结果	单位	参考区间
白细胞	WBC	17.98	10^9/L	3.5~9.5
红细胞	RBC	2.63	10^{12}/L	4.5~5.8
血红蛋白	HB	88	g/L	130~175
血小板	PLT	19	10^9/L	125~350

3）血象和骨髓象分析　见图 2.9.16~23。

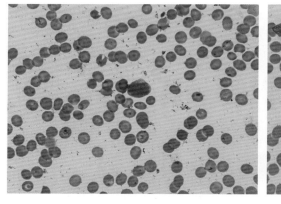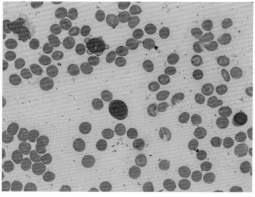

图 2.9.16　AML 伴 inv（16）（p13.1q22）；*CBFβ–MYH11* 血象（瑞—姬染色，1 000×）
外周血白细胞增高，原始细胞约占 8%，成熟红细胞大小不等，血小板少见

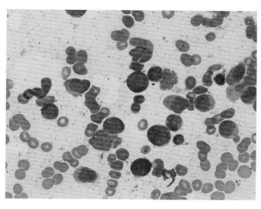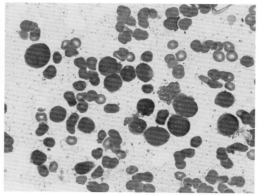

图 2.9.17　AML 伴 AML 伴 inv（16）（p13.1q22）；*CBFβ–MYH11* 骨髓象（瑞—姬染色，1 000×）

1. 骨髓小粒易见，涂片制备、染色良好。
2. 骨髓增生活跃。
3. 原始髓细胞胞约占 15.5%，该类细胞胞体多呈圆形；核多呈圆形，可见核切迹、核凹陷，核仁可见；胞质量较丰富，呈灰蓝色，胞质内含细小紫红色颗粒。细胞化学染色结果见后图。
4. 粒系增生减低，嗜酸性粒细胞比值增高，其细胞质内可见双嗜性颗粒。
5. 红系增生极度减低，成熟红细胞大小不一。
6. 淋巴细胞约占 8.5%。
7. 单核细胞约占 39.5%，其中幼稚单核细胞约占 17.5%。
8. 全片共见巨核细胞 3 个，血小板少见。

考虑 AML-M4Eo，请结合免疫分型、基因、染色体等相关实验室检查

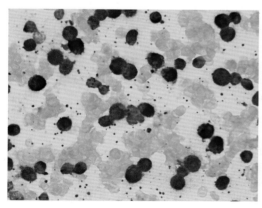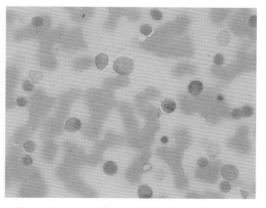

图 2.9.18　AML 伴 inv（16）（p13.1q22）；
CBFβ–MYH11 MPO 染色（1 000×）
原始细胞多呈较强阳性

图 2.9.19　AML 伴 inv（16）（p13.1q22）；
CBFβ–MYH11 PAS 染色（1 000×）
原始细胞呈阴性或弥散颗粒状阳性，嗜酸性粒细胞呈较强阳性

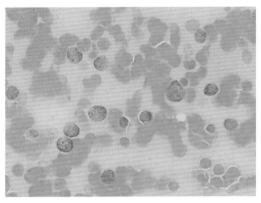 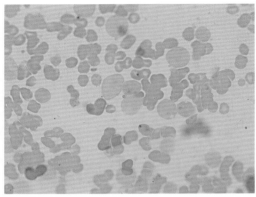

图 2.9.20　AML 伴 inv（16）（p13.1q22）；*CBFβ-MYH11* CAE 染色（1 000×）

原始细胞多呈阳性，嗜酸性粒细胞呈较强阳性

图 2.9.21　AML 伴 inv（16）（p13.1q22）；*CBFβ-MYH11* α-NAE 染色（1 000×）

原始细胞多呈阴性或弱阳性，部分成熟的单核细胞呈较强阳性

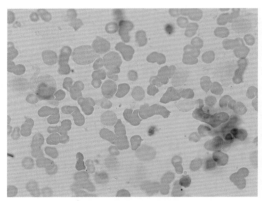 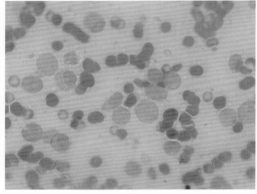

图 2.9.22　AML 伴 inv（16）（p13.1q22）；*CBFβ-MYH11* α-NAE+NaF 染色（1 000×）
原始细胞被部分抑制

图 2.9.23　AML 伴 inv（16）（p13.1q22）；*CBFβ-MYH11* NBE 染色（1 000×）
原始细胞多呈阴性，部分单核细胞呈阳性

4）细胞遗传学检查　46，XY，inv（16）（p13.1q22）。

5）分子生物学检查　白血病 43 种基因筛查 *CBFβ-MYH11* 融合基因阳性。

6）免疫表型分析　R3 为异常髓系原始细胞，约占有核细胞 13.05%，表达 CD13、CD117、HLA-DR、CD34、CD33、CD38，部分表达 CD96、CD15、CD64，不表达 CD56、CD14、CD7、CD10、CD20、CD19、CD5、CD11b、CD61、cMPO、cCD79a、cCD3。单核细胞约占有核细胞的 52.02%。其中，幼稚单核细胞约占 5.48%。粒细胞约占 8.54%，嗜酸性粒细胞约占 2.88%（图 2.9.24）。

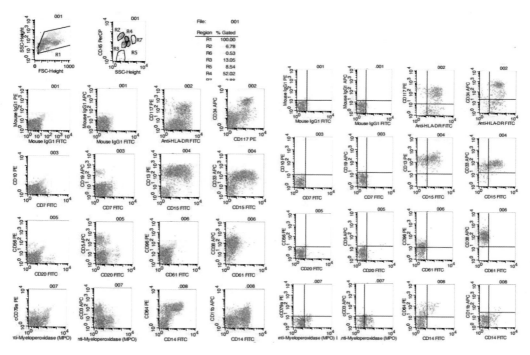

图 2.9.24　AML 伴 inv（16）（p13.1q22）；*CBFβ–MYH11* 流式分析图

7）诊断与分析　该病例外周血和骨髓中原始细胞分别约占 8% 和 33%（骨髓中原始细胞包括幼稚单细胞 17.5%），异常嗜酸性粒细胞比值增高，其胞质中可见粗大双嗜性的颗粒。细胞化学染色 MPO、CAE 呈部分阳性，α–NAE 呈阳性且部分可为 NaF 抑制，支持粒、单核细胞来源，根据 FAB 分型诊断为 AML–M4Eo。染色核型分析具有 inv（16）（p13.1q22），基因检测示 *CBFβ–MYH11* 融合基因，根据 WHO 分型（2016）诊断为 AML 伴 inv（16）（p13.1q22）；*CBFβ–MYH11*。

8）鉴别诊断

① CML 加速期或急变期出现 inv（16）（p13.1q22）：此类患者有 CML 病史，在 CML 病程中，二次出现 inv（16）（p13.1q22）的病例，应诊断为 CML 加速期或急变期伴 inv（16）（p13.1q22），而不能诊断为 AML 伴 inv（16）（p13.1q22）。

② 嗜酸性粒细胞增高的其他 AML 亚型：某些 AML 伴 t（8；21）和 *AML–NOS* 中的 AML 成熟型，骨髓象可以有嗜酸性粒细胞增高，但是这些嗜酸性粒细胞不具有异常的形态（嗜酸性粒细胞双嗜性颗粒）和化学染色（嗜酸性粒细胞 CAE 呈阳性）特征，最终的诊断需要根据核型检测和 *CBFβ–MYH11* 融合基因结果判定。

③ 伴嗜酸性粒细胞增多和 *PDGFRA*、*PDGFRB*、*FGFR1* 和 *PCM1-JAK2* 重排的髓系肿瘤：依靠核型和相关的基因检测相鉴别。

（三）APL 伴 *PML-RARA*

1.概述　APL 伴 *PML-RARA* 是一种异常早幼粒细胞恶性增生，并具有 *PML-RARA* 融合基因的急性白血病，有多颗粒（经典型）型和细小颗粒（少颗粒）型两种。细颗粒型 APL 外周血白细胞数非常高，倍增时间短。此种类型的 AML 占所有 AML 的 5%~8%，常见于 FAB 分型中的 AML-M3。各年龄均可发病，主要见于中年人。常合并播散性血管内凝血（DIC），颅内出血最为严重，是导致死亡的重要原因之一。全反式维 A 酸（ATRA）能诱导 APL 细胞分化成熟，亚砷酸（ATO）能诱导其凋亡，临床治愈率高。维 A 酸和三氧化二砷联合使用，成为治疗大多数 APL 的标准方案，通常可以取得良好效果。

2.细胞形态学

（1）血象　多数病例三系减低，少数病例白细胞可增多，分类可见异常的早幼粒细胞，胞质易见 Auer 小体。血小板计数中度至重度减低。典型的异常早幼粒细胞形态学详见 AML 的 FAB 分型部分（图 2.9.25）。

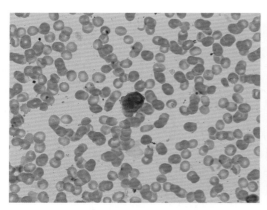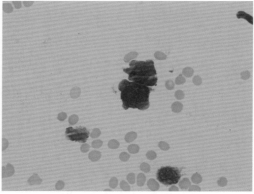

图 2.9.25　APL 伴 *PML-RARA* 血象（瑞—姬染色，1 000×）
左图为外周血少颗粒型的异常早幼粒细胞，右图为多颗粒型的异常早幼粒细胞

（2）骨髓象　大部分 APL 伴 *PML-RARA* 病例表现为骨髓细胞增生明显活跃或极度活跃，红系增生受抑制，巨核细胞和血小板显著减少，易见异常的早幼粒细胞，细胞形态学详见 AML 的 FAB 分型部分。AML 伴 t（11；17）；*ZBTB16-RARA* 变异型，增生的异常早幼粒细胞胞质内多颗粒，胞核较规则；AML 伴 t（5；17）（q35.1；

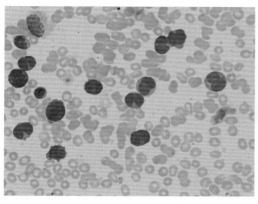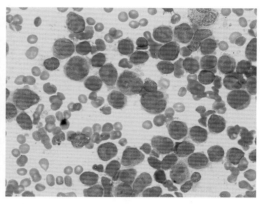

图 2.9.26　APL 伴 *PML-RARA* 骨髓象（瑞—姬染色，1 000×）

骨髓增生明显活跃，原始细胞比值增高，左图以少颗粒型的异常早幼粒细胞增生为主，右图以多颗粒型的异常早幼粒细胞增生为主

q21.2）；*NPM1-RARA* 的骨髓象通常存在一大群的多颗粒异常早幼粒细胞和一小群乏颗粒异常早幼粒细胞（图 2.9.26）。

（3）化学染色

MPO 染色　异常早幼粒细胞呈强阳性反应。

CEA 染色　异常早幼粒细胞呈强阳性反应。

α-NAE 染色　异常早幼粒细胞呈中至强阳性反应，加 NaF 不抑制。

NBE 染色　不同病例的异常早幼粒细胞呈不同强度的阳性反应。

PAS 染色　呈弥散的粉红色阳性反应。

3. 免疫表型　异常早幼粒细胞表达 CD13、CD33、CD117，低表达或不表达 CD34、HLA-DR、CD15、CD11b、CD11c、CD16。

4. 细胞遗传学及分子生物学　由 15q22（*PML* 基因）和 17q12（*RARA* 基因）断裂后再融合，形成 *PML-RARA* 融合基因。90% 以上为 t（15；17）（q22；q11-12）遗传学异常，少数病例为变异型遗传学异常。*PML-RARA* 融合基因阳性，均为 APL。*PML-RARA* 导致 APL 需要 DNA 甲基化转移酶 3A 的诱导。目前，已发现与 *PML-RARA* 相关的转录基因突变谱、在白血病的发生中异常表达。

5. 病例分析

［病例二十四］

1）简要病史　女，47岁。2周前出现全身多发瘀斑。无牙龈出血、乏力，未予以诊治。9天前瘀斑面积较前明显扩大。血常规示白细胞减少、贫血、血小板减低。为行进一步治疗收入本院。既往体健，否认重大内外科病史。否认粉尘、放射线及有毒物质接触史。否认家族遗传病病史，无不良嗜好。否认药物、食物过敏史。查体：发育正常，贫血貌，浅表淋巴结未触及肿大。胸骨无压痛，无腹痛，肝脾肋下未触及，肝肾区无叩击痛。

2）血常规主要指标　见下表。

中文名称	英文缩写	结果	单位	参考区间
白细胞	WBC	0.71	10^9/L	3.5~9.5
红细胞	RBC	3.97	10^{12}/L	3.8~5.1
血红蛋白	HB	126	g/L	115~150
血小板	PLT	42	10^9/L	125~350

3）血象和骨髓象分析　见图 2.9.27~40。

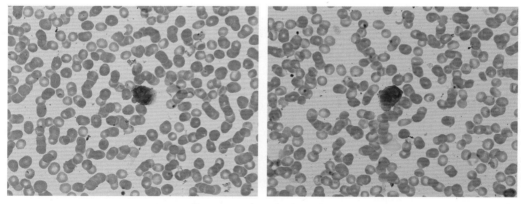

图 2.9.27　APL 伴 *PML-RARA* 血象（瑞—姬染色，1 000×）

外周血白细胞数极度减低，异常早幼粒细胞约占 2%，成熟红细胞轻度大小不等，中心浅染区扩大，血小板散在少见

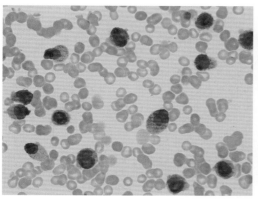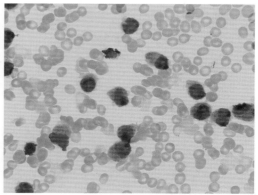

图 2.9.28　APL 伴 *PML-RARA* 骨髓象（瑞一姬染色，1 000×）

1. 骨髓小粒易见，涂片制备、染色良好。

2. 骨髓增生明显活跃。

3. 粒系增生明显活跃，异常早幼粒细胞约占 88%。该类细胞胞体大小不一，呈不规则形；核呈不规则形，可见切迹、扭曲、凹陷；胞质量丰富，可见内、外质，内质充满大量细小的紫红色非特异性颗粒，外浆染蓝色，无颗粒。细胞化学染色结果见后图。

4. 红系增生严重受抑制。

5. 淋巴细胞约占 8%。

6. 全片共见巨核细胞 3 个，血小板散在、少见。

考虑 AML-M3，请结合免疫分型、基因、染色体等相关实验室检查

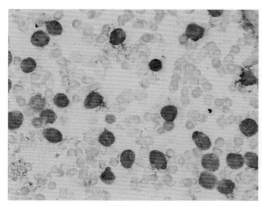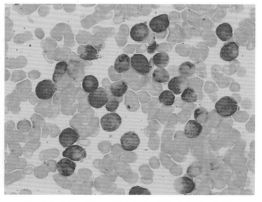

图 2.9.29　APL 伴 *PML-RARA* MPO 染色
（1 000×）
异常早幼粒细胞呈阳性

图 2.9.30　APL 伴 *PML-RARA* CAE 染色
（1 000×）
异常早幼粒细胞呈强阳性

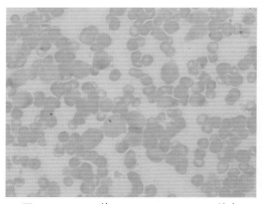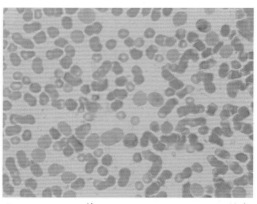

图 2.9.31　APL 伴 *PML-RARA* α-NAE 染色
（1 000×）
异常早幼粒细胞呈阳性

图 2.9.32　APL 伴 *PML-RARA* α-NAE+NaF 染色
（1 000×）
异常早幼粒细胞不被抑制

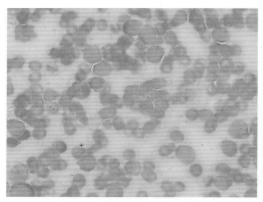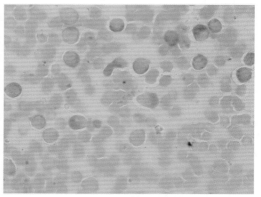

图 2.9.33　APL 伴 *PML-RARA* NBE 染色
（1 000×）
异常早幼粒细胞呈阳性

图 2.9.34　APL 伴 *PML-RARA* PAS 染色
（1 000×）
异常早幼粒细胞呈较强的弥散阳性

4）细胞遗传学检查　46，XX，t（15，17）（q22；q12）。

5）分子生物学检查　白血病 43 种基因定性筛查，*PML-RARA* 融合基因阳性。

6）免疫表型分析　R3 为异常髓系幼稚细胞，约占有核细胞的 78.08%，SSC 偏大，表达 CD33、cMPO、CD64、CD9、CD117，部分表达 CD13、CD15、CD38，不表达 CD96、CD34、HLA-DR、CD7、CD10、CD11b、CD20、CD56、CD19、CD5、cCD79a、cCD3、CD14。考虑 AML，APL 可能性大（图 2.9.35）。

7）诊断与分析　该病例外周血和骨髓中白血病细胞分别约占 2% 和 88%。此类细胞胞体偏大，核形不规则，细胞有内、外浆，胞质中充满细小紫红色颗粒，细胞化学染色 MPO、CAE、α-NAE 和 NBE 染色均呈阳性，符合异常早幼粒细胞的

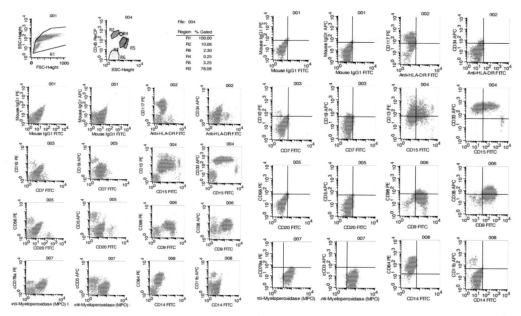

图 2.9.35　AML 伴 PML-RARA 流式分析图

形态学和化学染色特征，根据 FAB 分型诊断为 AML-M3。核型分析具有 t（15；17），基因检测 *PML-RARA* 融合基因阳性，根据 WHO 诊断标准（2016）诊断为 APL 伴 t（15；17）（q22；q12）；*PML-RARA* 亚型。

［病例二十五］

1）简要病史　男，29岁。因"左侧腰腹部结节1周，发热2天"入院。患者1周前无明显诱因于左侧腰腹部发现一青紫色结节，无压痛。无发热、乏力，无牙龈出血，偶有夜间盗汗，之前未行诊治。既往体健，否认重大内外科病史。否认粉尘、放射线及有毒物质接触史。否认家族遗传病病史，无不良嗜好。否认药物、食物过敏史。查体：发育正常，浅表淋巴结未触及肿大。睑结膜苍白，巩膜无黄染，左侧肋骨压痛，胸骨压痛。血常规示轻度贫血、血小板减少，幼稚细胞约占58%，部分细胞可见 Auer 小体，血沉加快。

2）血常规主要指标　见下表。

中文名称	英文缩写	结果	单位	参考区间
白细胞	WBC	37.19	10^9/L	3.5~9.5
红细胞	RBC	3.06	10^{12}/L	4.5~5.8
血红蛋白	HB	97	g/L	130~175
血小板	PLT	23	10^9/L	125~350

3）血象和骨髓象分析　　见图 2.9.36~43。

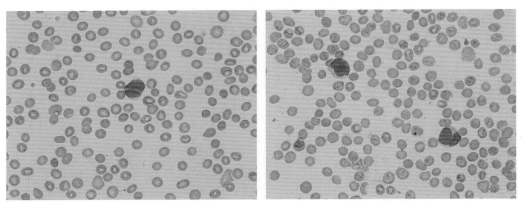

图 2.9.36　APL 伴 *PML–RARA* 血象（瑞—姬染色，1 000×）

外周血白细胞增高，异常早幼粒细胞占 91%（乏颗粒，可见 Auer 小体），红细胞大小不一，血小板少见

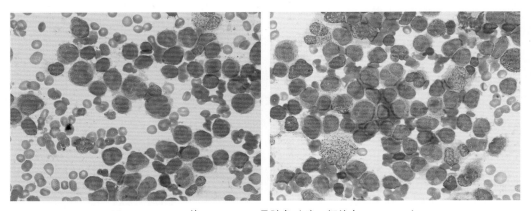

图 2.9.37　APL 伴 *PML–RARA* 骨髓象（瑞—姬染色，1 000×）

1. 骨髓小粒易见，涂片制备、染色良好。

2. 骨髓增生极度活跃。

3. 粒系增生极度活跃，异常早幼粒细胞约占 89.5%，该类细胞胞体呈圆形、椭圆形或不规则形；核形多变，易见肾形、双叶和三叶形，可见核仁；胞质量丰富，可见内外质，部分内质充满大量粗细不等的紫红色颗粒，外质染蓝色，无颗粒，部分细胞可见 Auer 小体。细胞化学染色结果见后图。

4. 红系增生极度减低，成熟红细胞大小不一。

5. 淋巴细胞约占 4.5%。

6. 全片共见巨核细胞 10 个，血小板散在、少见。

考虑 AML–M3，请结合免疫分型、基因、染色体等相关实验室检查

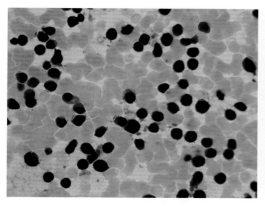

图 2.9.38　APL 伴 *PML–RARA* MPO 染色（1 000×）
异常早幼粒细胞呈强阳性

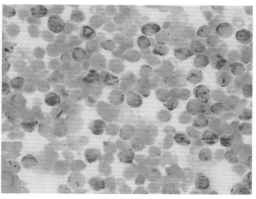

图 2.9.39　APL 伴 *PML–RARA* CAE 染色
（1 000×）
异常早幼粒细胞为强阳性，Auer 小体呈阳性棒状小体

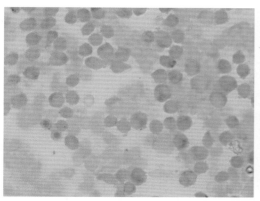

图 2.9.40　APL 伴 *PML–RARA*
α–NAE 染色（1 000×）
异常早幼粒细胞呈中至较强阳性

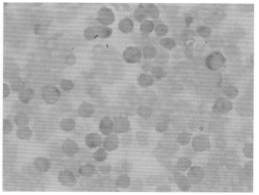

图 2.9.41　APL 伴 *PML–RARa*
α–NAE+NaF 染色（1 000×）
异常早幼粒细胞不被抑制

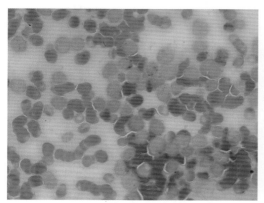

图 2.9.42　APL 伴 *PML–RARA* NBE 染色（1 000×）
部分异常早幼粒细胞呈弱阳性

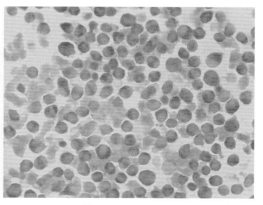

图 2.9.43　APL 伴 *PML–RARA* PAS 染色（1 000×）
异常早幼粒细胞呈较强的弥散颗粒状阳性

4）细胞遗传学检查　46，XY，t（15；17）（q22；q12）。

5）分子生物学　白血病43种基因定性筛查，*PML-RARA* 融合基因阳性，*PLCG1*、*FAT1* 基因突变。

6）免疫表型分析　R3 异常髓系幼稚细胞占有核细胞 90.80%，SSC 偏大，表达 CD33、cMPO、CD64、CD13、CD117，部分表达 CD38、CD9、CD34，不表达 HLA-DR、CD15、CD7、CD10、CD11b、CD20、CD56、CD19、CD5、cCD79a、cCD3、CD14。考虑 AML，APL 可能性大（图 2.9.44）。

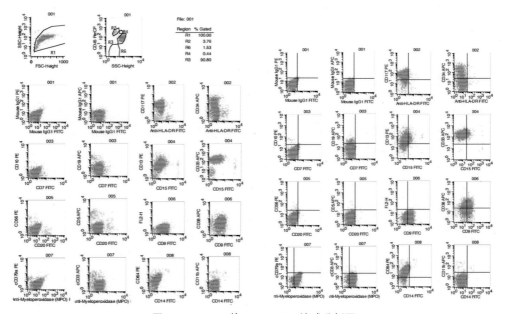

图 2.9.44　APL 伴 *PML-RARA* 流式分析图

7）诊断与分析　该病例外周血和骨髓白血病细胞分别约占 91% 和 89.5%。此类细胞形态和染色均符合异常早幼粒细胞的特征，根据 FAB 分型诊断为 AML-M3。核型分析具有 t（15；17），基因检测示 *PML-RARA* 融合基因阳性，且有 *PLCG1*、*FAT1* 突变阳性。根据 WHO 诊断标准（2016）诊断为 APL 伴 *PML-RARA* 及 *PLCG1*、*FAT1* 突变阳性。

附：急性白血病伴 RARA 变异型

有一组病例，形态与 APL 相似，具有涉及 *RARA* 的变异易位，如 11q23.2 的 *ZBTB16*（以前称为 PLZF）、11q13.4 的 *NUMP1*、5q35.1 和 17q21.2 的 *STAT5B*。具有 t（11；17）；*ZBTB16-RARA* 变异型的病例，增生的白血病细胞与 APL 中的异常早幼粒细胞

有所不同，其白血病细胞胞质内多颗粒，胞核较规则，缺乏 Auer 小体，MPO 呈强阳性。具有 t（5；17）（q35.1；q21.2）；*NPM1-RARA* 的 AML，骨髓象中通常存在一大群多颗粒的异常早幼粒细胞和一小群乏颗粒的异常早幼粒细胞，其胞质内的 Auer 小体在光学显微镜下看不到。此类 APL 的变异型，包括 *ZBTB16-RARA* 和 *STAT5B-RARA*，对维 A 酸的治疗效果欠佳。

（陈　巧）

（四）AML 伴 t（9；11）（p21.3；q23.3）；*KMT2A-MLLT3*

1. 概述　AML 伴 t（9；11）（p21.3；q23.3）；*KMT2A-MLLT3* 在儿童中占急性白血病的 9%~12% 或更高，约占成人急性白血病的 2%，通常具有单核细胞分化的形态学特征。可并发弥漫性血管内凝血，浸润皮肤、牙龈等髓外组织，表现为髓性或单核细胞性肉瘤。

2. 形态学

（1）血象　外周血常表现以原始单核细胞为主；此类细胞核大、圆形，染色质细腻、有一到多个明显核仁；胞质丰富，含散在紫红色颗粒。

（2）骨髓象　骨髓细胞学典型的表现为原始单核细胞为主的细胞增生。外周血或骨髓的原始单核细胞和幼单核细胞计数至少达 20%。对于原始细胞比例小于 20% 的病例，目前认为不足以诊断，要密切观察随访。

（3）化学染色特征　非特异性酯酶呈强阳性，原始单核细胞 MPO 常呈阴性。

3. 免疫表型　在儿童通常低表达 CD13、CD34、CD14，高表达 CD33、CD65、CD4、HLA-DR；在成人常不表达 CD34、CD117，常表达 CD64、CD14、CD36、CD11b、CD11c、CD4 和溶菌酶，有报道可表达 CD56。

4. 细胞和分子遗传学　t（9；11）（p21.3；q23.3）染色体易位形成 *MLLT3-KMT2A* 融合基因，可合并其他遗传学异常，最多表现为 +8，但对生存无影响；40% 病例高表达 *MECOM*（*EVI1*）；与 *KMT2A* 易位的伙伴基因有约 120 个，易位累及 *AFF1*，主要导致成淋巴细胞白血病；累及 *MLLT3* 则主要导致髓系白血病，也是最常见的。*FLT3*、*NRAS* 可以加速 AML 伴 *MLLT3-KMT2A* 白血病的发生，*FLT3* 突变可加速疾病的进程。此外，还有很多其他导致髓系白血病的伙伴基因，如 *MLLT1*、*MLLT10*、*AFDN*、*ELL*，髓系白血病伴有这些基因异常的形态学和免疫表型，都表现为粒—单核或原始单核特征。

5. 病例分析

［**病例二十六**］

1）简要病史　患者男性，30 岁。患者自诉约 1 个月前无明显诱因出现胸痛伴食欲缺乏，活动后加重，无胸闷，无关节酸胀、疼痛，无头晕、头痛，无腹痛、腹泻、恶心、呕吐，无皮疹等不适。

2）血常规主要指标　见下表。

中文名称	英文缩写	结果	单位	参考区间
白细胞	WBC	91.48	10^9/L	3.5~9.5
红细胞	RBC	1.23	10^{12}/L	4.5~5.8
血红蛋白	HB	42	g/L	130~175
血小板	PLT	27	10^9/L	125~350

3）血象和骨髓象分析　见图 2.9.45~52。

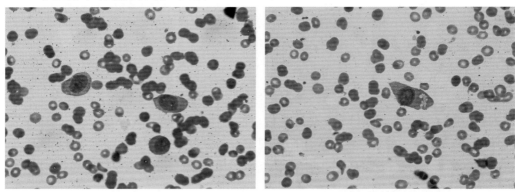

图 2.9.45　AML 伴 t（9；11）（p21.3；q23.3）；*MLL-AF9* 血象
外周血白细胞明显增高，原始、幼稚单核细胞占 83%，红细胞大小不等，血小板散在少见

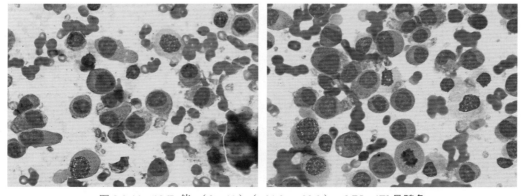

图 2.9.46　AML 伴 t（9；11）（p21.3；q23.3）；*MLL-AF9* 骨髓象

1. 骨髓小粒易见，涂片制备、染色良好。　2. 骨髓增生明显活跃。
3. 粒系增生极度减低。　　　　　　　　4. 红系增生极度减低，成熟红细胞大小不等，呈缗钱状排列。
5. 淋巴细胞占 8.5%。
6. 原始单核细胞占 90%。其胞体大小不等，胞体呈圆形、椭圆形或不规则形；核大，居中或偏位，易见核皱褶，核染色质细致，核仁可见，胞质丰富，染蓝色，浆内可见细小紫红色颗粒。细胞化学染色见后图。
7. 全片共见巨核细胞 4 个，血小板散在易见。
考虑 AML-M5a，请结合临床及其他实验室检查

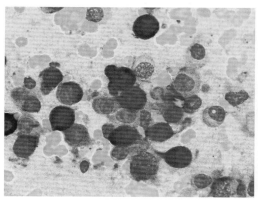

图 2.9.47　AML 伴 t（9；11）（p21.3；q23.3）；
MLL–AF9 MPO 染色（1 000×）
部分原始细胞呈阳性

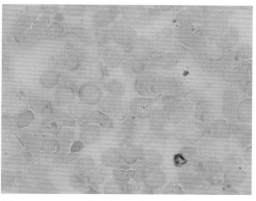

图 2.9.48　AML 伴 t（9；11）（p21.3；q23.3）；
MLL–AF9 PAS 染色（1 000×）
原始细胞呈阴性或弱阳性

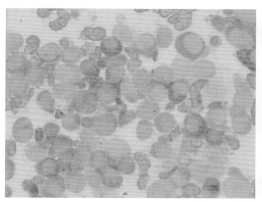

图 2.9.49　AML 伴 t（9；11）（p21.3；q23.3）；
MLL–AF9 CAE 染色（1 000×）
原始细胞胞质呈粉红色非特异性反应

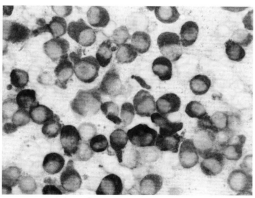

图 2.9.50　AML 伴 t（9；11）（p21.3；q23.3）；
MLL–AF9 α–NAE 染色（1 000×）
原始细胞呈强阳性

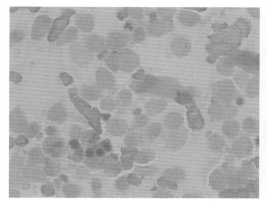

图 2.9.51　AML 伴 t（9；11）（p21.3；q23.3）；
MLL–AF9 α–NAE+NaF 染色（1 000×）
原始细胞被抑制

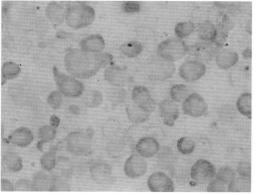

图 2.9.52　AML 伴 t（9；11）（p21.3；q23.3）；
MLL–AF9 NBE 染色（1 000×）
原始细胞呈阳性

4）细胞遗传学检查　　46，XY，t（9；11）（p22；q34）。

5）分子遗传学检查　　白血病43种基因筛查示*MLL-AF9*融合基因阳性。

6）诊断分析　　此病例外周血和骨髓原始细胞分别约占83%和90%。原始细胞胞体较大，核染色质呈不均匀粒状，胞质较丰富，多数含细小紫红色颗粒。细胞化学染色MPO呈阳性，CAE呈阴性（胞质呈非特异性粉红色反应），α-NAE和NBE呈较强阳性，化学染色和形态支持单核细胞来源，根据FAB分型考虑AML-M5a。染色体核型有t（9；11），融合基因检测示*MLL-AF9*融合基因阳性，根据WHO分型诊断标准（2016）诊断为AML伴t（9；11）（p22；q34）；*MLL-AF9*亚型。

［病例二十七］

1）简要病史　　患者，女，42岁，既往体健。因"牙龈肿痛伴咽痛1月余，头痛伴头晕1周，发热4天"入院。查体：双侧颈部淋巴结及颌下淋巴结肿大，肝脾未及。

2）血常规主要指标　　见下表。

中文名称	英文缩写	结果	单位	参考区间
白细胞	WBC	1.85	10^9/L	3.5~9.5
红细胞	RBC	1.23	10^{12}/L	3.8~5.1
血红蛋白	HB	42	g/L	115~150
血小板	PLT	27	10^9/L	125~350

3）血象和骨髓象分析　　见图2.9.53~60。

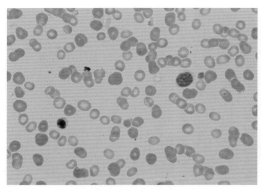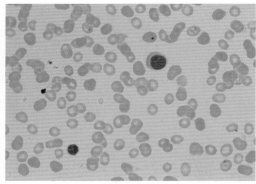

图2.9.53　AML伴t（9；11）（p22；q34）；*MLL-AF9*血象
外周血白细胞减低，原始细胞占2%。成熟红细胞大小不等，血小板散在少见

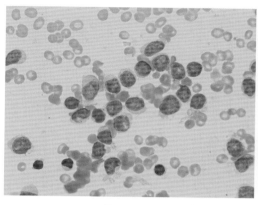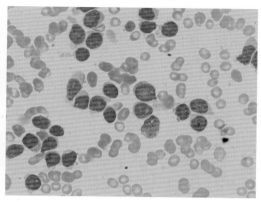

图 2.9.54　AML 伴 t（9；11）（p22；q34）；*MLL-AF9* 骨髓象

1. 骨髓小粒易见，涂片制备、染色良好。

2. 骨髓增生活跃。

3. 原始单核细胞约占 88%，该类细胞胞体中等，圆形或椭圆形，核圆形或椭圆形，少数细胞可见核扭曲、折叠；胞质量中等，染蓝色，部分含少量紫红色颗粒，可见 Auer 小体。细胞化学染色见后图。

4. 粒系增生受抑。

5. 红系增生受抑，成熟红细胞轻度大小不等。

6. 淋巴细胞约占 7.5%。

7. 全片共见巨核细胞 1 个，血小板散在少见。

考虑 AML-M5a，请结合临床及其他实验室检查

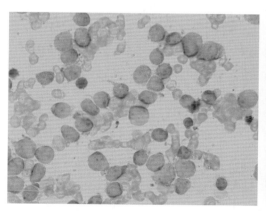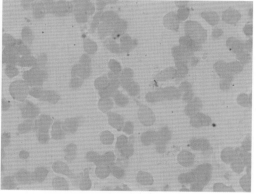

图 2.9.55　AML 伴 t（9；11）（p22；q34）；
MLL-AF9 MPO 染色（1 000×）
原始细胞呈阴性

图 2.9.56　AML 伴 t（9；11）（p22；q34）；
MLL-AF9 PAS 染色（1 000×）
原始细胞呈弱阳性

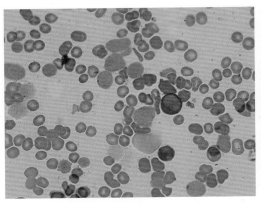

图 2.9.57　AML 伴 t（9；11）（p22；q34）；
MLL-AF9 CAE 染色（1 000×）
原始细胞呈阴性，粒细胞呈阳性

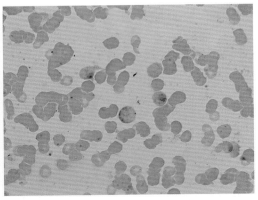

图 2.9.58　AML 伴 t（9；11）（p22；q34）；
MLL-AF9 α-NAE 染色（1 000×）
原始细胞呈阳性

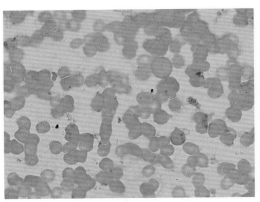

图 2.9.59　AML 伴 t（9；11）（p22；q34）；
MLL-AF9 α-NAE+NaF 染色（1 000×）
原始细胞被抑制

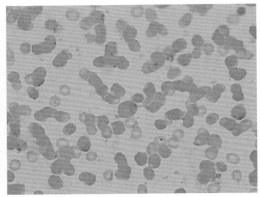

图 2.9.60　AML 伴 t（9；11）（p22；q34）；
MLL-AF9 NBE 染色（1 000×）
原始细胞呈阳性

4）细胞遗传学检查　46，XX，t（9；11）（p22；q23）。

5）分子遗传学检查　白血病 43 种融合基因筛查 *MLL-AF9* 融合基因阳性，无基因突变。

6）免疫学分析　异常髓系原始细胞约占有核细胞的 77.69%，表达 CD117、HLA-DR、CD33、CD68 和 CD38，不表达 CD13、CD15、CD7、CD10、CD56、CD11、CD20、CD19、CD5、CD61、cCD79a、cCD3、cMPO、CD 34 和 CD14，符合 AML 免疫表型，考虑 AML-M5 可能性大。

7）诊断与分析　此病例外周血和骨髓原始髓细胞分别约占 2% 和 88%。该类细胞胞体中等，胞质较丰富，含较多细小紫红色颗粒。细胞化学染色 MPO 呈阴性，α-NAE 和 NBE 呈较强阳性，符合单核细胞的形态学和化学染色特征，FAB 分型诊断为 AML-M5a。白血病免疫分型示 CD33、CD117、CD68 阳性，支持 AML-M5a 的诊断。染色体核型分析示 t（9;11），分子检测示融合基因 *MLL-AF9* 阳性，其他基因突变均为阴性，因此根据 WHO 分型诊断标准（2016）诊断为 AML 伴 t（9;11）（p22;q23）；*MLL-AF9*。

（五）AML 伴 t（6；9）（p23；q34.1）；*DEK-NUP214*

1. 概述　AML 病例中检测到 t（6；9）（p23；q34.1）的占 0.7%~1.8%，成人和儿童均可发病，儿童平均发病年龄为 13 岁，成人平均发病年龄为 35 岁；儿童和青年发病率低，85 岁以上的老年人发病率逐渐增高。在形态学上，有些 AML 伴 t（6；9）（p23；q34.1）病例表现为单核细胞分化特征。外周血或骨髓原始细胞常大于 20%，少数病例原始细胞可能会少于 20%，目前认为不足以诊断为 AML，应密切观察随访。常伴有嗜碱性粒细胞增多和多系发育不良。多数病例仅有 t（6；9）（p23；q34.1）染色体易位，少数病例还具有其他染色体异常，形成复杂核型。临床表现初为贫血和血小板减少，多数病例全血细胞减少，而白细胞计数也常低于其他 AML（平均为 12×10^9/L）。一般预后较差。

2. 细胞形态学

（1）血象　外周血涂片可见原始细胞、异常的中性粒细胞，有时见嗜碱性粒细胞增多，单核细胞常增高。

（2）骨髓象　骨髓检查见原始细胞和不同分化阶段的异形细胞增多，以 M2 或 M4 最常见，也可出现在除了 AML-M3 和 AML-M7 以外的其他任何 FAB 亚型。约 1/3 的病例原始细胞可含有 Auer 小体。多数患者有粒系和红系发育异常，巨核系发育异常可能较少见。骨髓活检示增生活跃，原始细胞和不同分化阶段的粒细胞均增生。HE 切片难以见到嗜碱性粒细胞。

（3）化学染色　原始细胞 MPO 染色多呈阳性。少数来源于单核系的早期细胞，MPO 可呈阴性或弱阳性。原始细胞来源于粒系的 CAE 染色呈阳性，来源于单核系则呈阴性。原始细胞来源于粒系，NBE 染色呈阴性，来源于单核系则多为阳性。不论原始细胞来源于粒系还是单核系，PAS 均呈弥散颗粒状阳性。

3. 免疫表型　表达 CD13、CD33、CD38、HLA-DR、CD123、MPO 和 CD9，多数情况下也会表达 KIT（CD117）、CD34、CD15。有些病例表达单核细胞标记

的 CD64，约半数表达 TdT，其他淋巴细胞抗原不表达；嗜碱性粒细胞可被视为单独的一类细胞，表达 CD123、CD33、CD13、CD38，不表达 HLA-DR。

4. 细胞遗传学和分子遗传学　多数病例仅有 t（6；9）（p23；q34.1）染色体易位，位于 6 号染色体上的 *DEK* 基因与位于 9 号染色体上的 *NUP 214*（*CAN*）基因融合，形成融合基因 *DEK-NUP214*。少数病例除有 t（6；9）（p23；q34.1）易位外，还具有其他染色体异常，形成复杂核型。

5. 病例分析

[病例二十八]

1）简要病史　患者女，49 岁，4 个月前出现全身乏力伴活动后胸闷，休息可缓解，无发热、咳嗽咳痰，无恶心呕吐、腹痛腹泻；5 天前，出现乏力加重，进食后上腹不适。查体：神志清，精神尚可，饮食、睡眠尚可，大小便未见异常。

2）血常规主要指标　见下表。

中文名称	英文缩写	结果	单位	参考区间
白细胞	WBC	34.49	10^9/L	3.5~9.5
红细胞	RBC	1.63	10^{12}/L	3.8~5.3
血红蛋白	HB	48	g/L	115~150
血小板	PLT	18	10^9/L	125~350

3）血象和骨髓象分析　见图 2.9.61~68。

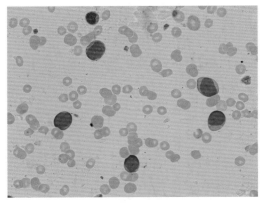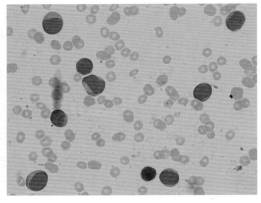

图 2.9.61　AML 伴 t（6；9）（p23；q34）；*DEK-NUP214*　血象（瑞—姬染色，1 000×）
白细胞明显增高，原始细胞占 74%，成熟红细胞大小不等，部分红细胞中心浅染明显；血小板散在少见

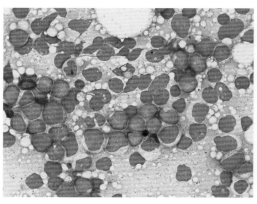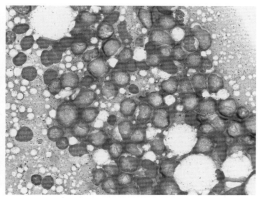

图 2.9.62　AML 伴 t（6；9）（p23；q34）；DEK-NUP214 骨髓象（瑞—姬染色，1 000×）

骨髓象分析：

1. 骨髓滚片，未送骨髓片，染色欠佳。

2. 骨髓滚片有核细胞丰富。

3. 滚片分类：原始粒细胞约占 95%。该类细胞胞体中等大小，呈圆形或椭圆形；核呈圆形或椭圆形，染色质较细致，呈颗粒状；胞质少或中等，染粉红色，部分胞质内可见细小紫红色颗粒。细胞化学染色见后图。

4. 红系增生减低，成熟红细胞大小不等，部分细胞中心浅染明显。

5. 淋巴细胞约占 11%。

6. 全片未见巨核细胞，血小板散在少见。

考虑 AML-M1，请结合免疫表型、染色体及基因等实验室检查

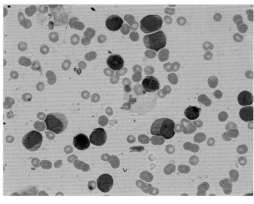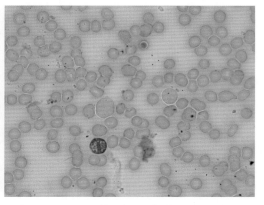

图 2.9.63　AML 伴 t（6；9）（p23；q34）；
DEK-NUP214 MPO 染色（1 000×）
极少数原始细胞呈阳性（阳性率约 1%）

图 2.9.64　AML 伴 t（6；9）（p23；q34）；
DEK-NUP214 CAE 染色（1 000×）
原始细胞呈阴性或弱阳性

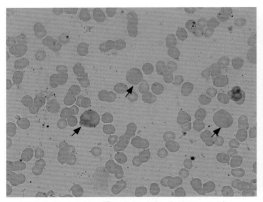

图 2.9.65　AML 伴 t（6；9）（p23；q34）；
DEK-NUP214 α-NAE 染色（1 000×）
原始细胞呈强弱程度不等的弥散状阳性

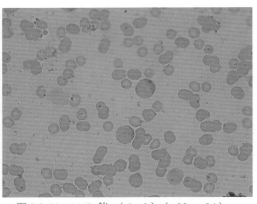

图 2.9.66　AML 伴 t（6；9）（p23；q34）；
DEK-NUP214 α-NAE+NaF 染色（1 000×）
原始细胞不被抑制

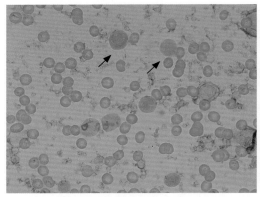

图 2.9.67　AML 伴 t（6；9）（p23；q34）；
DEK-NUP214 NBE 染色（1 000×）
原始细胞呈阴性

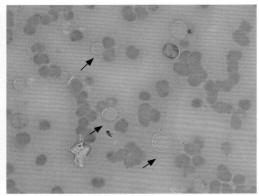

图 2.9.68　AML 伴 t（6；9）（p23；q34）；
DEK-NUP214 PAS 染色（1 000×）
原始细胞呈阴性或弱阳性

4）细胞遗传学检查　46，XX，t（6；9）（p23；q34）。

5）分子生物学检查　*DEK-NUP214* 阳性。

6）免疫表型分析　髓系原始细胞占 67.43%，表达 HLA-DR、CD13、CD33、CD38，部分表达 CD34、CD117、CD64，符合 AML 免疫表型。

7）诊断与分析　该病例外周血和骨髓原始细胞分别约占 74% 和 95%。该类细胞胞体中等，呈圆形；核圆形，染色质呈细致粒状；胞质量少至中等，含细小紫红色颗粒。细胞化学染色 MPO 阳性率为 1%，α-NAE 呈弥散状阳性，PAS 呈阴性或弱阳性，考虑为原始髓细胞。免疫标记表达 CD13、CD33、CD34、CD117、CD64 等早期髓细胞标志。根据原始细胞形态、比值、化学染色特征以及免疫表型特征，FAB 分型诊断为 AML-M1。染色体核型分析示 t（6；9），分子生物学检测示 *DEK-*

NUP214 融合基因阳性，WHO 分型可诊断为 AML 伴 t（6；9）（p23；q34.1）；*DEK-NUP214*。

6. 鉴别诊断

（1）AML 伴骨髓增生异常相关改变（AML-MRC）：AML 伴 t（6；9）（p23；q34.1）；*DEK-NUP214* 常有粒系和红细胞的发育异常，形态学上可与 AML-MRC 类似，细胞分子遗传学有助鉴别。

（2）MDS 伴原始细胞增多（MDS-EB）：少数 AML 伴 t（6；9）（p23；q34.1）；*DEK-NUP214* 病例，就诊时原始细胞可能少于 20%，应诊断为 MDS-EB；如病情进展，原始细胞增高，再诊断为 AML。

（3）CML 伴 AML 转化：AML 伴 t（6；9）（p23；q34.1）；*DEK-NUP214* 常有嗜碱性粒细胞增高，有时需要与 CML 向 AML 转化鉴别。前者粒系、红系可见发育异常，巨核病态较不明显；后者主要是粒系增生和巨核系增生伴病态改变。细胞遗传学和分子遗传学有助鉴别。

（六）AML 伴 inv（3）（q21.3q26.2）或 t（3；3）（q21.3；q26.2）；*GATA2, MECOM*

1. 概述　AML 伴 inv（3）（q21.3q26.2）或 t（3；3）（q21.3；q26.2）占 AML 的 1%~2%，多见于成人，无性别差异。在 AML 伴 inv（3）（q21.3q26.2）或 t（3；3）（q21.3；q26.2）病例中，外周血或骨髓中原始细胞至少占 20%，巨核细胞（不分叶或双叶）增生，常伴多系发育不良，血小板计数可以正常或增高。患者常出现贫血，血小板计数正常，但有 7%~22% 的患者出现明显的血小板增多。部分患者可有肝脾肿大，但淋巴结肿大并不常见，形态学可表现为 FAB 分型所有类型（M3 除外）。AML 伴 inv（3）（q21.3q26.2）或 t（3；3）（q21.3；q26.2）是一种生存期短的侵袭性疾病，预后较差。原始细胞 <20% 的患者预后同样很差。原始细胞小于 <20% 伴 inv（3）（q21.3q26.2）或 t（3；3）（q21.3；q26.2），目前尚未归类为 AML，临床治疗应同等对待。复杂核型和 7 号染色单体的出现，无论原始细胞百分比如何，预后更差。

2. 细胞形态学

（1）血象　外周血涂片可见原始细胞和假性 Pelger-Huët 中性粒细胞，红细胞无明显变化；与其他 AML 不同，可见大或巨型血小板，可有裸巨核细胞。

（2）骨髓象　AML 伴 inv（3）（q21.3q26.2）或 t（3；3）（q21.3；q26.2）的骨髓原始细胞具有不同的形态学和细胞化学特征，以急性粒单核细胞白血病和急性巨核细胞白血病的形态最常见；骨髓象原始细胞增多，多系发育不良，以发育异常的巨核细胞最常见，巨核细胞数量正常或增多，特别是小单圆核、分叶少的巨核细胞增加；成熟红细胞和中性粒细胞发育不良也常见，嗜酸性粒细胞、嗜碱性粒细胞或肥大细胞也可能增多。对于原始细胞少于 20% 的病例应诊断为 MDS 的病例，要密切观察随访，可能进展为急性白血病。

（3）化学染色　根据累积的白血病细胞系列不同，可有不同的化学染色特征。详见病例分析。

3. 免疫表型　原始细胞常表达 CD34、CD13、CD33、CD117 和 HLA-DR，多数表达 CD38，部分表达 CD7。高 CD34 表达常见于 inv（3）而不是 t（3；3）。部分案例可能表达巨核细胞标记物，如 CD41 和 CD61。

4. 细胞和分子遗传学　Inv（3）（q21.3q26.2）或 t（3；3）（q21.3；q26.2）染色体异常累及癌基因 *MECOM*，通过 *GATA2* 增强子激活该基因表达。50% 以上的病例合并 7 号染色体单体，其他染色体异常包括 −5q 和复杂核型。基因突变累及 RAS/ 受体酪氨酸激酶通路见于 98% 病例，最常见的如 *PTPN11*、*FLT3*、*KRAS*、*NF1*、*CBL*、*KIT* 等，其他基因突变有 *GATA2*、*RUNX1*、*SF3B1*。*BCR-ABL1* 融合基因阳性的 CML 可有获得性的 inv（3）（q21.3q26.2）或 t（3；3）（q21.3；q26.2），说明已进展为 CML 加速期或原始细胞期；如疾病早期初诊时即同时有 *BCR-ABL1* 和 inv（3）（q21.3q26.2）或 t（3；3）（q21.3；q26.2），应考虑为侵袭性 CML 而不是 AML 伴 inv（3）（q21.3q26.2）或 t（3；3）（q21.3；q26.2）。

5. 病例分析

［病例二十九］

1）简要病史　男，49 岁。因"10 天前无明显诱因出现发热，最高体温达 39.5℃"就诊。半个月前曾无明显诱因出现乏力，头晕，无恶心呕吐，无心慌胸闷，未行特殊处理，无畏寒、寒战，无咳嗽、咳痰。无既往病史。查体：发育正常，贫血貌，睑结膜手掌皮肤苍白明显，无肝、脾及淋巴结肿大。

2）血常规主要指标　见下表。

中文名称	英文缩写	结果	单位	参考区间
白细胞	WBC	38.6	10^9/L	3.5~9.5
红细胞	RBC	1.28	10^{12}/L	4.5~5.8
血红蛋白	HB	43	g/L	130~175
血小板	PLT	83	10^9/L	125~350

3）血象和骨髓象分析　见图 2.9.69~76。

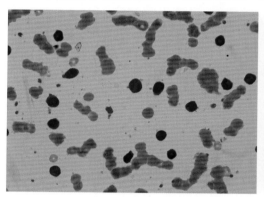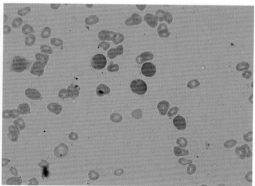

图 2.9.69　AML 伴 t（3；3）（q21；q26）血象（瑞—姬染色，1 000×）
白细胞增高，原始细胞约占 87%，成熟红细胞大小不一，血小板散在、可见

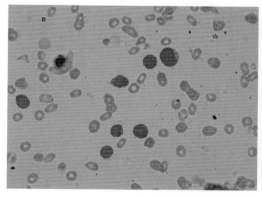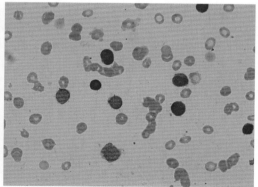

图 2.9.70　AML 伴 t（3；3）（q21；q26）骨髓象（瑞—姬染色，1 000×）

骨髓象分析：

1. 骨髓小粒易见，涂片制备、染色良好。
2. 骨髓增生明显减低。
3. 原始细胞约占 85.5%（NEC 约占 91%），该类细胞胞体偏小，呈圆形、类圆形；胞核呈圆形、类圆形，核染色质较细致、粒状，核仁不清晰；胞质量少，呈蓝色，可见细小伪足，部分细胞胞质内可见细小紫红色颗粒。细胞化学染色结果见后图。
4. 粒系增生减低。
5. 红系增生减低，成熟红细胞大小不等。
6. 淋巴细胞约占 3.5%。
7. 全片共见巨核细胞 2 个，血小板散在、小堆可见。

考虑 AML-M1，请结合免疫分型、基因、染色体等相关实验室检查

127

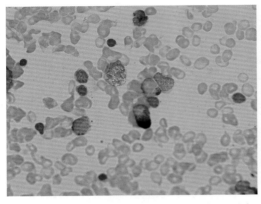

图 2.9.71　AML 伴 t（3；3）（q21；q26）MPO 染色
（1 000×）

少数原始细胞呈较强阳性

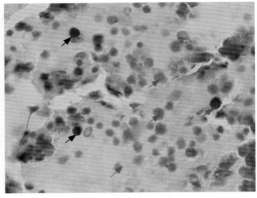

图 2.9.72　AML 伴 t（3；3）（q21；q26）CAE 染色
（1 000×）

少数原始细胞呈阳性，多数原始细胞呈阴性

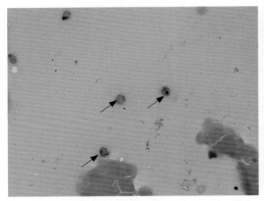

图 2.9.73　AML 伴 t（3；3）（q21；q26）α−NAE 染色
（1 000×）

原始细胞呈阳性

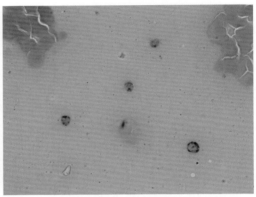

图 2.9.74　AML 伴 t（3；3）（q21；q26）α−NAE+NaF
（1 000×）

原始细胞不被抑制

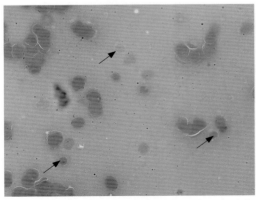

图 2.9.75　AML 伴 t（3；3）（q21；q26）NBE 染色
（1 000×）

原始细胞呈阴性

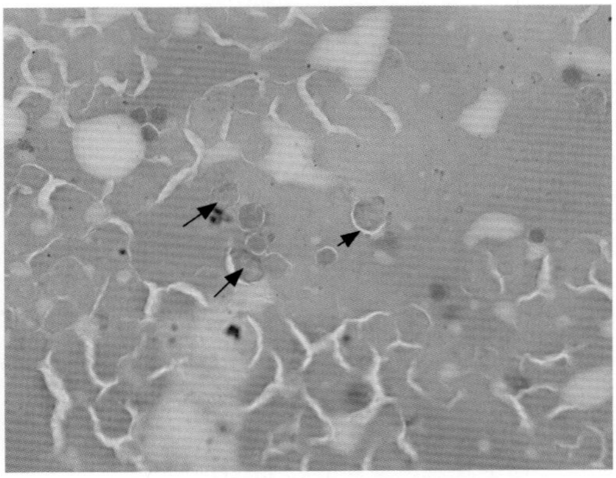

图 2.9.76　AML 伴 t（3；3）（q21；q26）PAS 染色
（1 000×）

原始细胞呈阳性

4）细胞遗传学检查　46，XX，t（3；3）（q21；q26）（图2.14.9）。

5）分子生物学检查　基因突变位点检测发现 *SF3B1*、*BCORL1*、*BCOR*、*CBL* 基因位点突变。

6）免疫表型分析　异常髓系细胞占83.24%。该类细胞表达CD34、CD13、CD117、HLA-DR、CD38，部分表达CD7、CD19、CD33，不表达CD56、CD10、CD11b、CD20、CD64、CD36、cMPO、cCD79a、cCD3、CD14、CD15、CD61、cIgM，符合AML免疫表型（图2.9.77，图2.9.78）。

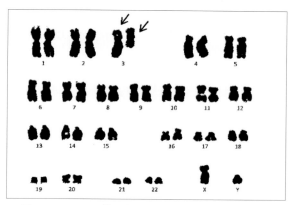

图 2.9.77　AML 伴 t（3；3）（q21；q26）核型图

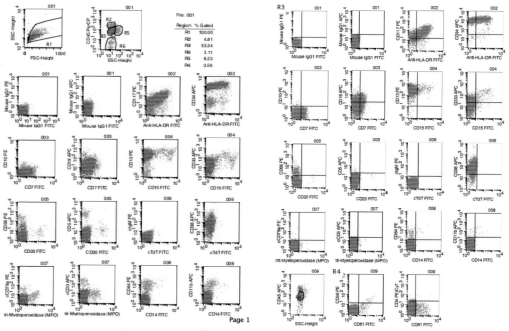

图 2.9.78　AML 伴 t（3；3）（q21；q26）流式分析图

7）诊断与分析　该病例外周血和骨髓中原始细胞分别约占87%和85.5%（NEC约占91%），骨髓早幼粒以下各阶段细胞约占10%。原始细胞胞体偏小；核呈圆形，核染色质细致粒状；胞质量少，部分含细小紫红色颗粒，符合原始髓细胞形态学特征。细胞化学染色MPO阳性率低，CAE呈阴性，α-NAE呈点状阳性，形态学更接近原始粒细胞特征。免疫表型分析CD13、CD33、CD117、CD34等早期髓细胞标志阳性，伴CD19表达。根据FAB分型诊断为AML，倾向AML-M1；染色体核型具有t（3；3），根据WHO分型诊断为AML伴t（3；3）（q21；q26）。

［病例三十］

1）简要病史　男，39岁。因"头晕、乏力2月，发热1周"入院。患者2个月前劳累后出现头晕，约1分钟自行缓解，伴乏力、意识不清，无发热，无咯血。既往有"痔疮"病史1年，有输血史。查体：贫血貌，全身皮肤黏膜无黄染、无出血点，浅表淋巴结未触及明显肿大，胸骨无压痛，心律齐。

2）血常规主要指标　见下表。

中文名称	英文缩写	结果	单位	参考区间
白细胞	WBC	2.29	10^9/L	3.5~9.5
红细胞	RBC	2.35	10^{12}/L	4.5~5.8
血红蛋白	HB	85	g/L	130~175
血小板	PLT	219	10^9/L	125~350

3）血象和骨髓象分析　见图2.9.79~86。

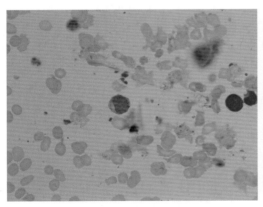
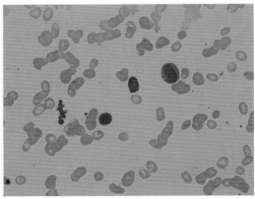

图2.9.79　AML伴t（3；3）（q21；q26）血象（瑞—姬染色，1 000×）
白细胞无明显增减，原始髓系细胞约占18%，幼稚单核细胞约占6%，成熟单核细胞约占31%。成熟红细胞大小不等，血小板散在易见

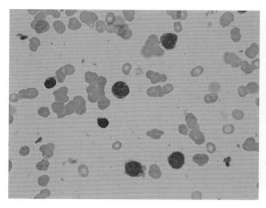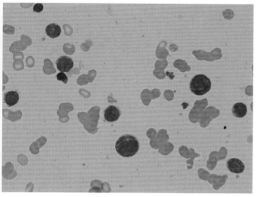

图 2.9.80　AML 伴 t（3；3）（q21；q26）骨髓象（瑞—姬染色，1 000×）

骨髓象分析：

1. 骨髓小粒易见，涂片制备、染色良好。

2. 骨髓增生明显活跃。

3. 原始髓系细胞约占 34%，该类细胞胞体较小，呈圆形、类圆形，部分细胞有伪足；胞核呈圆形、类圆形，染色质较细致；胞质量少，呈灰蓝色，部分细胞胞质内可见细小颗粒。细胞化学染色结果见后图。

4. 粒系增生活跃。

5. 红系增生减低，成熟红细胞大小不等。

6. 淋巴细胞约占 20%。

7. 单核系增生活跃约 18.5%，幼单核细胞约占 8%。

8. 全片共见巨核细胞 1 个，血小板散在、易见。

考虑 AML-M4，请结合免疫分型、基因、染色体等相关实验室检查

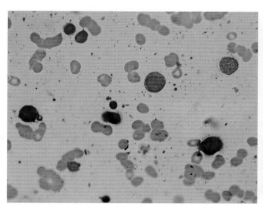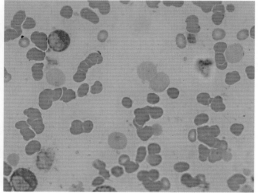

图 2.9.81　AML 伴 t（3；3）（q21；q26）
MPO 染色（1 000×）
部分原始细胞呈阳性

图 2.9.82　AML 伴 t（3；3）（q21；q26）
CAE 染色（1 000×）
原始细胞呈阴性或阳性

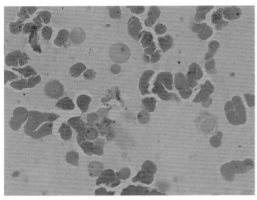

图 2.9.83　AML 伴 t（3；3）（q21；q26）
α-NAE 染色（1 000×）
原始细胞呈点状阳性

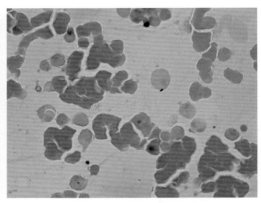

图 2.9.84　AML 伴 t（3；3）（q21；q26）
α-NAE+NaF 染色（1 000×）
原始细胞部分被抑制

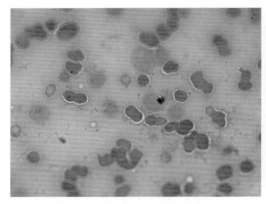

图 2.9.85　AML 伴 t（3；3）（q21；q26）
NBE 染色（1 000×）
原始细胞呈阴性

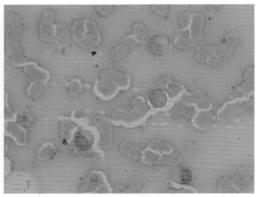

图 2.9.86　AML 伴 t（3；3）（q21；q26）
PAS 染色（1 000×）
原始细胞 PAS 阳性

4）细胞遗传学检查　46，XY，t（3；3）（q21；q26）。

5）分子生物学检查　*WT-1* 基因定量：30.6%，血液系统疾病基因突变筛查 *SF3B1*、*CBL*、*IKZF1*、*ASXL1*、*RELN*、*SMC1A*、*ATG2B*、*SETD2* 基因突变，血液病相关 43 种基因筛查未见异常。

6）免疫表型分析　异常髓系原始细胞约占有核细胞的 33.81%，表达 CD34、CD13，部分表达 CD7、CD38、HLA-DR、CD117、CD33，不表达 CD10、CD19、cMPO、CD64、CD61、CD14、CD11b、CD15、CD20、CD56、CD5、CD96、CD79a、cCD3。单核细胞约占有核细胞的 19.92%，分化阶段粒细胞约占有核细胞的 16.97%（图 2.9.87）。

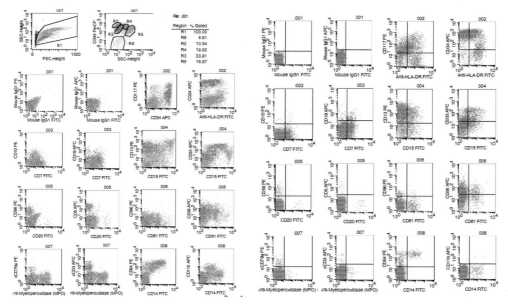

图 2.9.87 AML 伴 t（3；3）（q21；q26）流式细胞分析图

7）诊断与分析 本病例外周血和骨髓中的原始髓细胞分别占 18% 和 34%，粒系和单核系同时增生，其中单核细胞在骨髓和外周血分别占 18.5% 和 31%。细胞化学染色 MPO 部分呈阳性，CAE 部分呈阳性，α−NAE 呈阳性且部分可被 NaF 抑制，支持粒、单核细胞来源，符合 FAB 分型中 AML−M4 的诊断。免疫表型分析：CD13、CD33、CD7 和 CD34 阳性，单核细胞群占 19.92%，符合 AML−M4 表型。染色体核型分析具有 t（3；3）克隆异常，WHO 分型诊断为 AML 伴 t（3；3）（q21；q26）。

6. 鉴别诊断 AML−NOS 中的急性巨核细胞白血病、AML 伴 t（1；22）（p13；q13）以及 Down 综合征相关的髓系细胞增生，这些髓系白血病的细胞形态学和免疫学特征都表现为原始巨核细胞增多，AML 伴 inv（3）（q21.3；q26.2）常伴有巨核形态学增生异常，这几种疾病的骨髓细胞形态有相似之处，细胞和分子遗传学检查、病史及发病年龄有助鉴别。

（七）AML 伴 t（1；22）；*RBM15-MKL1*

1. 概述 AML 伴 t（1；22）（p13.3；q13.1）临床罕见，在所有 AML 病例中不足 1%，是一种限于婴幼儿（年龄 ≤ 3 岁）的新发 AML，多数病例于出生后的前 6 个月（中位数）发病，以女性为主。有些病例是先天性的，常无 21− 三体（唐氏综合征）。AML 伴 t（1；22）（p13.3；q13.1）；*RBM1-MKL1* 通常表现为巨核细胞系分化特征，绝大多数病例可有明显的肝脾肿大，常伴贫血、血小板减少、白细胞计数中度升高。虽然早期的一些报道表明 AML 患者的 t（1；22）（p13.3；q13.1）对强化 AML 化疗反应良好，无病生存期长，但目前多数研究表明 AML 伴 t（1；22）的小儿急性巨核细胞白血病预后更差。

2. 细胞形态学

（1）血象　AML 伴 t（1；22）（p13.3；q13.1）的外周血和骨髓原始细胞与急性巨核细胞白血病（AML-NOS 的一种亚型）相似。外周血涂片可见原始细胞增多，并能见到小巨核和巨大血小板，部分原始细胞可见伪足。

（2）骨髓象　骨髓象原始细胞增多，但数量有时低于 20%，形态上与未分化的原始细胞难区分，形态类似于原始淋巴细胞。巨核细胞通常是中等大小的原始细胞（12~18 μm），圆形；细胞核不规则或凹陷，核染色质呈细致粒网状，有 1~3 个核仁；胞质呈嗜碱性，易见明显的泡状体或伪足形成。小巨核细胞很常见，通常不存在粒细胞和红细胞的发育不良特征。网状蛋白和胶原纤维化较易见，纤维化可能导致干抽，这时骨髓活检更加重要。

（3）化学染色　细胞化学染色，SBB 和 MPO 染色原始巨核细胞呈阴性（图 2.9.90~95）。

3. 免疫表型　巨核细胞表达一种或多种血小板糖蛋白，即 CD41（糖蛋白 IIb／IIIa）、CD61（糖蛋白 IIIaa）和 CD42b（糖蛋白 1b），髓样相关标志物 CD13 和 CD33 可能为阳性，CD34、CD45 和 HLA-DR 通常为阴性，CD36 具有特征性阳性。原始细胞不表达 MPO、淋巴细胞标志和 TdT。 CD41 或 CD61 的细胞质表达比膜染色更具特异性和敏感性（图 2.9.96）。

4. 细胞和分子遗传学　绝大多数病例唯一的核型异常 t（1；22）（p13.3；q13.1），该易位引起 RBM15 与 MKL1 基因融合形成 RBM15-MKL1 融合基因。

5. 病例分析*

[病例三十一]

1）简要病史　女，2 个月。因"发热 2 天，发现血象异常半天"入院。2 天前无明显诱因出现发热，体温最高 37.8℃。无寒战、抽搐，无咳嗽、咳痰、鼻塞、流涕，无腹痛、腹胀，无异常哭闹。无既往史。查体：肝、脾肿大，浅表淋巴结未触及肿大。实验室检查示外周血涂片可见幼稚细胞。

---

* 青岛市妇女儿童医院牟文凤提供

2）血常规主要指标　见下表。

中文名称	英文缩写	结果	单位	参考区间
白细胞	WBC	38.71	$10^9/L$	3.5~9.5
红细胞	RBC	1.55	$10^{12}/L$	3.8~5.1
血红蛋白	HB	54	g/L	115~150
血小板	PLT	55	$10^9/L$	125~350

3）血象和骨髓象分析　见图2.9.88~95。

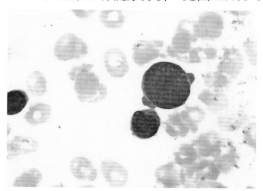
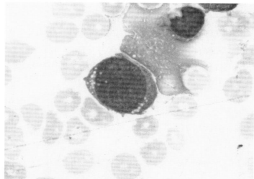

图2.9.88　AML伴t（1；22）（p11；q12）；*RBM15-MKL1* 血象（瑞—姬染色，1 000×）
外周血白细胞明显增高，原始细胞约占8%，胞体偏大，呈圆形或类圆形；胞核呈圆形，核染色质呈较粗粒状，可见核仁；胞质少至中等，灰蓝色，有空泡。红细胞大小不均，血小板散在少见

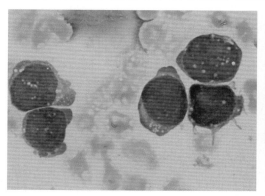
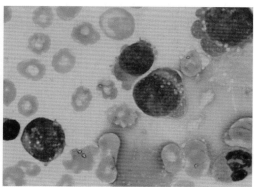

图2.9.89　AML伴t（1；22）（p11；q12）；*RBM15-MKL1* 骨髓象（瑞—姬染色，1 000×）

骨髓象分析：

1. 骨髓取材部分稀释，涂片尚可，染色良好。

2. 原始细胞约占21%。该类细胞胞体大小不一，呈类圆形或不规则形，部分细胞可见瘤状突起；胞核类圆形，核染色质细致、粒状，核仁隐显不一；胞质量中等，呈蓝色，部分细胞胞质内可见数目不等的空泡。细胞化学染色结果见后图。

3. 粒系增生尚活跃，约占13%，各阶段粒细胞形态无明显异常。

4. 红系增生尚活跃，约占10.5%，幼红细胞形态无明显改变。成熟红细胞轻度大小不等。

5. 成熟淋巴细胞约占49.5%。

6. 全片未见成熟巨核细胞，血小板散在、少见。

考虑AL，请结合免疫分型、染色体、基因等相关实验室检查

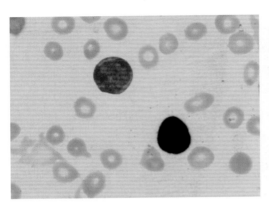

图 2.9.90　AML 伴 t（1；22）（p11；q12）；
RBM15-MKL1 MPO 染色（1 000×）
原始细胞呈阴性，图中有一个阳性细胞可作为对照

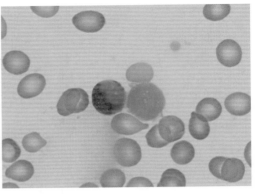

图 2.9.91　AML 伴 t（1；22）（p11；q12）；
RBM15-MKL1 CAE 染色（1 000×）
原始细胞呈阴性，图中幼粒细胞呈阳性

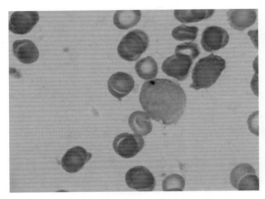

图 2.9.92　AML 伴 t（1；22）（p11；q12）；
RBM15-MKL1 α-NAE 染色（1 000×）
原始细胞呈阳性

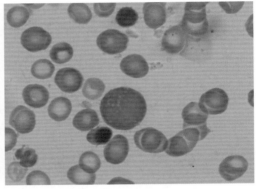

图 2.9.93　AML 伴 t（1；22）（p11；q12）；
RBM15-MKL1 α-NAE+NaF 染色（1 000×）
原始细胞被抑制

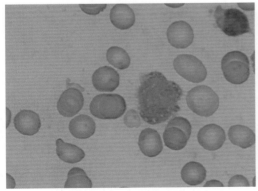

图 2.9.94　AML 伴 t（1；22）（p11；q12）；
RBM15-MKL1 NBE 染色（1 000×）
原始细胞呈阴性

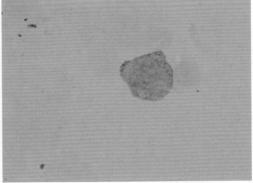

图 2.9.95　AML 伴 t（1；22）（p11；q12）；
RBM15-MKL1 PAS 染色（1 000×）
原始细胞呈阳性

4）细胞遗传学检查　染色体核型分析为 46，XX，t（1；22）（p11；q12）。

5）分子生物学检查　*RBM15-MKL1* 融合基因阳性。

6）免疫表型分析　异常细胞约占有核细胞的 2.84%，表达 CD117，以及 CD41、CD42、CD61 等巨核系标记，不表达 CD34、CD13、CD33 和 CD42（图 2.9.96）。

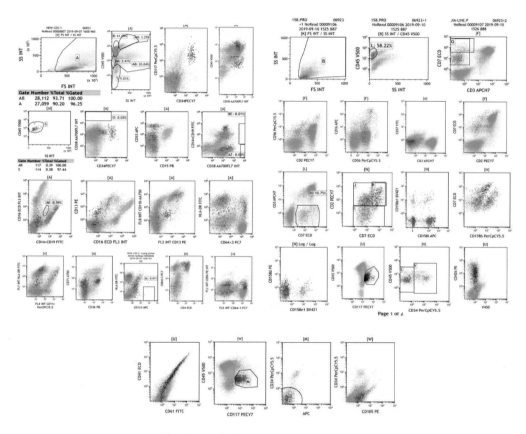

图 2.9.96　AML 伴 t（1；22）（p11；q12）；*RBM15-MKL1* 流式细胞分析图

7）诊断与分析　外周血和骨髓中原始细胞分别约占 8% 和 21 %。该类细胞胞体较大，易见伪足；胞核多呈圆形，染色质较致密粒状；胞质较丰富，呈灰蓝色，有空泡，符合原始髓细胞形态学特征。细胞化学染色 MPO 呈阴性，CAE 呈阴性，PAS 偶见粗颗粒状阳性，α-NAE 呈部分弱阳性，因此形态上不能除外淋巴细胞和巨核细胞。免疫组化 CD41 抗体阳性，流式细胞分析示 CD41、CD42 和 CD61 巨核细胞标志阳性，而淋巴细胞的标志均为阴性，因此确定原始细胞来源于巨核系，根据 FAB 分型诊断为 AML-M7。染色体核型分析具有 46，XX，t（1；22）（p11；

q12），可见克隆性异常 t（1；22），同时检测到 *RBM15-MKL1* 融合基因阳性，根据 WHO 分型方案（2016）诊断为 AML 伴 t（1；22）；*RBM15-MKL1*。

6. 鉴别诊断

（1）Down 综合征相关髓系白血病　此型白血病只见于婴幼儿，肿瘤细胞呈巨核系分化特征，常同时伴有多系异形性增生，细胞和分子遗传学具有 21- 三倍体，可明确诊断。

（2）急性原巨核细胞白血病非特指型　可见于成人和儿童，常伴有多系异型性增生，明显肝脾肿大少见，无特异性细胞分子和遗传学改变。

（3）非淋巴造血小蓝圆细胞肿瘤　AML 伴 t（1；22）（p13.3；q13.1）；*RBM15-MKL1* 有时累及髓外组织（髓系肉瘤），有可能误诊为非淋巴造血小蓝圆细胞肿瘤，免疫学和细胞 / 分子遗传学检查有助鉴别。

（张延强　武焕玲）

（八）AML 伴 *BCR-ABL1*

1. 概述　AML 伴有 *BCR-ABL1* 在 AML 中的发生率不足 1%。主要发生在成年人，男性可能略多。AML 伴 *BCR-ABL1* 是指原发性 AML 伴有 *BCR-ABL1* 融合基因，患者没有慢性粒细胞白血病（CML）治疗前或治疗后的证据。混合表型急性白血病（MPAL）、治疗相关髓系肿瘤（t-AML）和其他具有重现性遗传学异常的 AML，即使伴有 *BCR-ABL1* 融合基因，亦不能诊断为此种类型。患者一般表现为白细胞增多伴有原始细胞、贫血和血小板减少。与 CML 相比，AML 伴 *BCR-ABL1* 的患者的脾肿大发生率较低，外周血嗜碱性粒细胞较少（通常 <2%）。

2. 细胞形态学

（1）血象和骨髓象　伴 *BCR-ABL1* 的 AML 的形态学特征没有明显的特征。骨髓和外周血出现髓系原始细胞，可以表现为从微分化型到粒系成熟型。与 CML 急变的病例相比，骨髓增生程度不如 CML 急变的病例活跃，小巨核细胞数量较少，非原始细胞的粒红比例更接近正常（图 2.9.97，图 2.9.98。）。

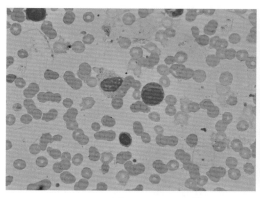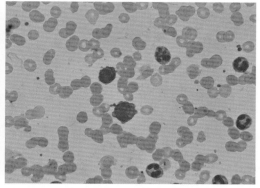

图 2.9.97　AML 伴 *BCR-ABL1* 血象（瑞—姬染色，1 000×）

外周血原始细胞胞体中等，多为圆形；胞核呈圆形，有凹陷，核染色质细致粒状，可见核仁；胞质中等，可见细小紫红色颗粒

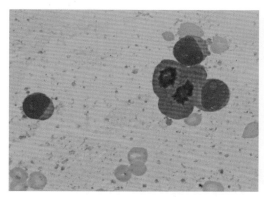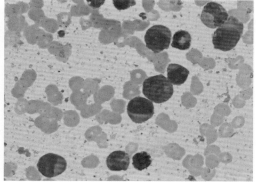

图 2.9.98　AML 伴 *BCR-ABL1* 骨髓象（瑞—姬染色，1 000×）

骨髓象原始细胞比值明显增高，形态描述同外周血片

（2）化学染色　见图 2.9.99~104。

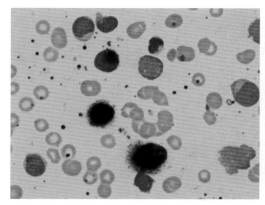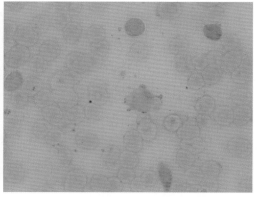

图 2.9.99　AML 伴 *BCR-ABL1* MPO 染色	图 2.9.100　AML 伴 *BCR-ABL1*
（1 000×）	PAS 染色（1 000×）
原始细胞呈阳性	原始细胞呈阳性

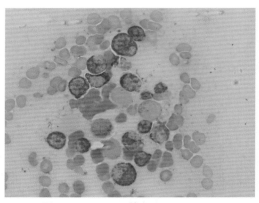

图 2.9.101　AML 伴 *BCR-ABL1* CAE
染色（1 000×）
原始细胞呈阳性

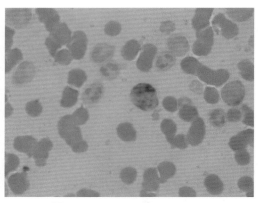

图 2.9.102　AML 伴 *BCR-ABL1*
α-NAE 染色（1 000×）
部分原始细胞呈阳性

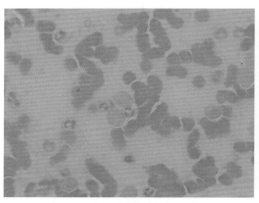

图 2.9.103　AML 伴 *BCR-ABL1* α-NAE+NaF 染色
（1 000×）
原始细胞被抑制

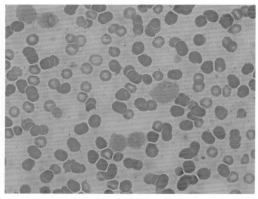

图 2.9.104　AML 伴 *BCR-ABL1*
NBE 染色（1 000×）
原始细胞呈阴性

3. 免疫表型　绝大多数病例原始细胞表达髓系抗原 CD13、CD33 和 CD34。多数病例异常表达淋系的相关抗原，如 CD19、CD7 和 TdT。如符合混合表型，应诊断为混合表型伴 *BCR-ABL1* 的急性白血病。

4. 细胞遗传学　所有病例均具有 t（9；22）（q34.1；q11.2）或 *BCR-ABL1* 融合基因。除了 t（9；22）之外，-7、+8 和复杂核型也比较常见。

5. 分子遗传学　此种 AML 亚型，*BCR-ABL1* 融合基因的 p190 融合转录本更多常见于 p210 转录本，可见 *NPM1* 和 *FLT3-ITD* 突变。*IKZF1*、*CDKN2A* 缺失和 *IGH* 和 *TRG* 隐性断裂在 AML 伴 *BCR-ABL1* 类型中常见，在 B- 急性淋巴细胞白血病（B-ALL）伴 *BCR-ABL1* 中也有报道，但在 CML 白血病转化期发生率低，有助于此种 AML 与 CML 疾病转化和 CML 的鉴别诊断。

需要注意的是，重现性遗传学异常 inv（16）（p13.1q22）在 CML 急变期和初发的 AML 伴 *BCR-ABL1* 中均可以出现。当 AML 病例具有 inv（16）和 inv（3）时，即使有 *BCR-ABL1*，亦需要诊断为原发 AML 伴重现性遗传学异常，而不能诊断为 AML 伴 *BCR-ABL1* 亚型。另外，原发 AML 后来伴发的 *BCR-ABL1*，不能诊断为 AML 伴 *BCR-ABL1* 亚型。在上述情况下，因为患者具有 *BCR-ABL1* 融合基因，均可以使用相应的靶向药物进行治疗。

6. 临床预后　预后不良，单独使用传统的 AML 化疗方案或酪氨酸激酶抑制剂（TKI）治疗效果差。有报道认为，在造血干细胞移植术后使用 TKI 治疗，可以提高生存率。

7. 病例分析

［病例三十二］

1）简要病史　男，44岁。因"咽痛半月，加重伴吞咽困难5天"就诊。患者半个月前无诱因出现咽痛，伴流涕，无发热，于当地诊所用"头孢"类药物治疗，无明显好转。既往健康，无慢性病史。查体：全身皮肤无出血点、瘀斑，双侧颈部、腋窝及腹股沟可触及肿大淋巴结，最大者位于右侧颈部，约 4.0 cm×2.0 cm。肝、脾肋下未触及。

2）血常规主要指标　见下表。

中文名称	英文缩写	结果	单位	参考区间
白细胞	WBC	148.8	$10^9/L$	3.5~9.5
红细胞	RBC	2.47	$10^{12}/L$	4.5~5.8
血红蛋白	HB	76	g/L	130~175
血小板	PLT	28	$10^9/L$	125~350

3）血象和骨髓象分析　见图 2.9.105~112。

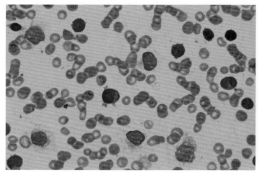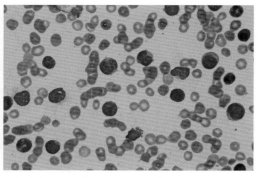

图 2.9.105　AML 伴 *BCR-ABL1* 血象（瑞—姬染色，1 000×）
白细胞明显增高，原始细胞约占 64%。成熟红细胞轻度大小不等，部分中心浅染区扩大，血小板散在少见

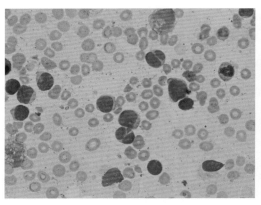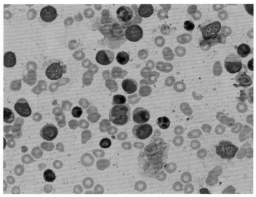

图 2.9.106 AML 伴 *BCR-ABL1* 骨髓象（瑞—姬染色，1 000 ×）

骨髓象分析：

1. 骨髓小粒易见，涂片制备、染色良好。

2. 骨髓增生明显活跃。

3. 粒系增生明显活跃，原始粒细胞约占 71.5%。该类细胞胞体中等，呈圆形、类圆形；胞核呈类圆形、类圆形，可见双核或较深切迹，核染色质细颗粒状，核仁不清晰；胞质少至中等，呈蓝色，部分可见细小、紫红色颗粒。细胞化学染色结果见后图。

5. 红系增生减低，成熟红细胞轻度大小不等，部分中心浅染区扩大。

6. 淋巴细胞约占 6%。

7. 全片未见巨核细胞，血小板散在、少见。

考虑 AML—M2，请结合免疫分型、染色体、基因等相关实验室检查

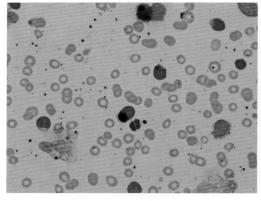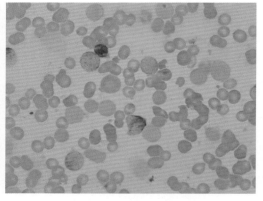

图 2.9.107 AML 伴 *BCR-ABL1* MPO 染色（1 000 ×）

原始细胞呈阴性或阳性

图 2.9.108 AML 伴 *BCR-ABL1* CAE 染色（1 000 ×）

原始细胞呈阴性或阳性，图片中间的中性分叶核粒细胞呈较强阳性

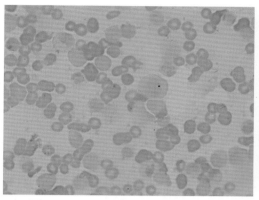

图 2.9.109　AML 伴 *BCR-ABL1* α–NAE
染色（1 000×）
原始细胞呈阴性

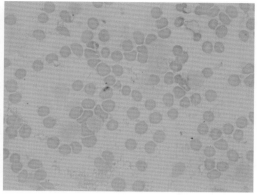

图 2.9.110　AML 伴 *BCR-ABL1* α–NAE+NaF 染色
（1 000×）
原始细胞呈阴性

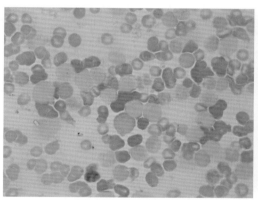

图 2.9.111　AML 伴 *BCR-ABL1* NBE 染色
（1 000×）
原始细胞多呈阴性，少数为弱阳性

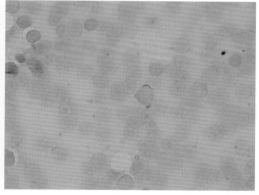

图 2.9.112　AML 伴 *BCR-ABL1* PAS 染色
（1 000×）
原始细胞呈阴性或弥散阳性

4）细胞遗传学检查　具有 t（9；22）（q34；q11）染色体易位。

5）分子遗传学检查　白血病 43 种基因筛查，*BCR-ABL1* 阳性，*WT-1* 基因定量 78.87%。

6）免疫表型分析　异常髓系幼稚细胞约占有核细胞约 72.39%，表达 CD33、CD13、CD38，部分表达 HLA–DR、CD64、CD7、CD15，不表达 CD34、CD117、CD10、CD56、CD11b、CD20、cMPO、CD19、CD5、CD61、GlyA、cCD79a、cCD3、CD14，符合 AML 免疫表型（图 2.9.113）。

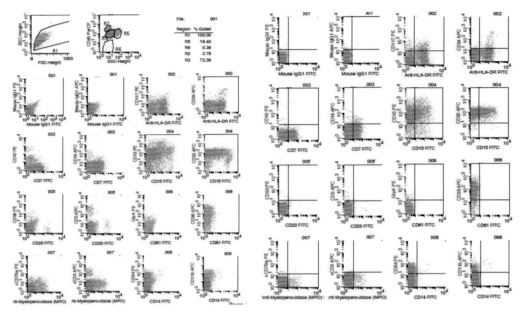

图 2.9.113　AML 伴 *BCR-ABL1* 流式细胞分析图

7）诊断与分析　外周血中白细胞增多，外周血和骨髓中原始细胞分别约占 64% 和 71.5%。该类细胞胞体和胞核形态较规则，胞质量中等，部分原始细胞胞质内可见细小紫红色颗粒，符合原始髓细胞特征。多数原始细胞化学染色 MPO 呈较强阳性，CAE 呈阳性，α-NAE 和 NBE 呈阴性，考虑粒系来源。流式细胞学检测符合原始粒系免疫标记特征，伴部分 CD64 表达。根据原始细胞的比值、形态和化学染色及免疫表型特征，支持 AML-M2 诊断。染色体具有 t（9；22）（q34；q11），融合基因 *BCR-ABL1* 为阳性，根据 WHO 分型标准诊断为 AML 伴 *BCR-ABL1*。

［**病例三十三**］

1）简要病史　男，31 岁。因"双膝关节疼痛 1 月，发热伴双下肢肿痛 4 天"就诊。患者 1 个月前无明显诱因出现双膝关节疼痛不适感，压痛明显，无发热。既往体健，自述对蚕蛹过敏。查体：浅表淋巴结未触及肿大，胸骨压痛，脾大，肋下 3 指可及，余未见明显异常。

2）血常规主要指标　见下表。

中文名称	英文缩写	结果	单位	参考区间
白细胞	WBC	170.4	$10^9/L$	3.5~9.5
红细胞	RBC	2.76	$10^{12}/L$	4.5~5.8
血红蛋白	HB	86	g/L	130~175
血小板	PLT	138	$10^9/L$	125~350

3）血象和骨髓象分析　见图 2.9.114~121。

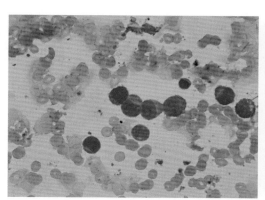 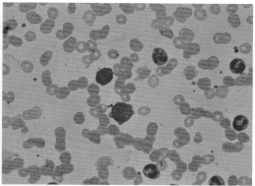

图 2.9.114　AML 伴 *BCR-ABL1* 血象（瑞—姬染色，1 000×）

外周血白细胞增高，原始细胞约占 43%。成熟红细胞轻度大小不一，血小板散在可见

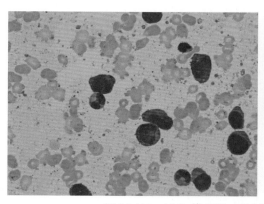 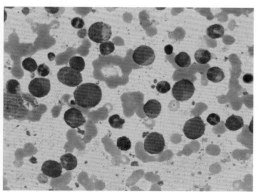

图 2.9.115　AML 伴 *BCR-ABL1* 骨髓象（瑞—姬染色，1 000×）

骨髓象分析：

1. 骨髓小粒易见，涂片制备、染色良好。
2. 骨髓增生活跃。
3. 粒系增生活跃，原始粒细胞约占 40%，该类细胞胞体中等，呈圆形或类圆形；胞核呈圆形、类圆形，核染色质细致粒状；胞质少至中等，呈灰蓝色，有伪足，部分细胞质内可见细小紫红色颗粒。细胞化学染色结果见后图。
4. 红系增生减低，成熟红细胞轻度大小不等，部分红细胞中心浅染明显，异形红细胞较易见。
5. 淋巴细胞约占 4%。
6. 全片共见巨核细胞 2 个，血小板散在可见。

考虑 AML-M2，请结合免疫分型、染色体、基因等相关实验室检查

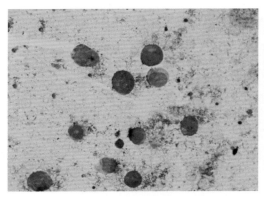

图 2.9.116　AML 伴 *BCR-ABL1* MPO 染色
（1 000×）
原始细胞呈阴性或阳性

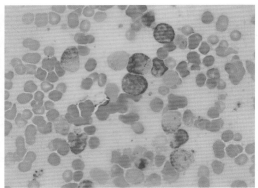

图 2.9.117　AML 伴 *BCR-ABL1* CAE
染色（1 000×）
原始细胞呈不同强度阳性

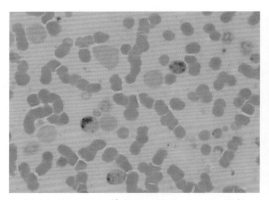

图 2.9.118　AML 伴 *BCR-ABL1* α-NAE 染色
（1 000×）
原始细胞呈阴性或较强点状阳性

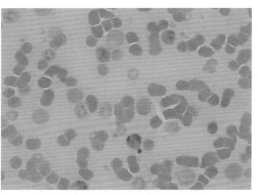

图 2.9.119　AML 伴 *BCR-ABL1* α-NAE+NaF 染色
（1 000×）
原始细胞不被抑制

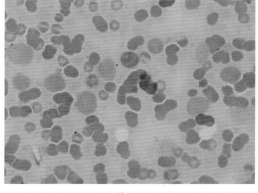

图 2.9.120　AML 伴 *BCR-ABL1* NBE 染色
（1 000×）
原始细胞呈阴性，图片中央有一个单核细胞呈较强
阳性

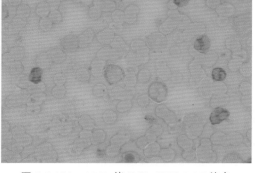

图 2.9.121　AML 伴 *BCR-ABL1* PAS 染色
（1 000×）
原始细胞呈阴性或弥散阳性，中性分叶核粒细胞呈
较强阳性

4）细胞遗传学检查　51-55，XY，+4，+8，t（9；22）（q34；q11），+9，-11，+13，+16，+18，+19，+20，+21，+22（图2.9.122）。

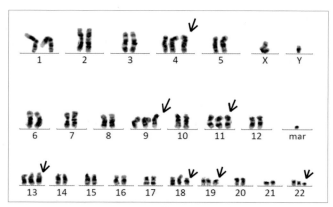

图2.9.122　AML伴*BCR-ABL1*核型图

5）分子遗传学检查　*ANKRD26*基因突变占45.6%；*BCR-ABL1*阳性，为$P210^{BCR-ABL1}$转录本。

6）免疫表型分析　原始细胞约占有核细胞的26.85%，表达HLA-DR、CD117、CD33、CD13、CD34，部分表达cMPO、CD64、CD38，不表达CD15、CD10、CD11b、CD20、CD7、CD19、CD56、CD5、CD61、CD96、cCD79a、cCD3、CD14，符合急性髓细胞白血病免疫表型（图2.9.123）。

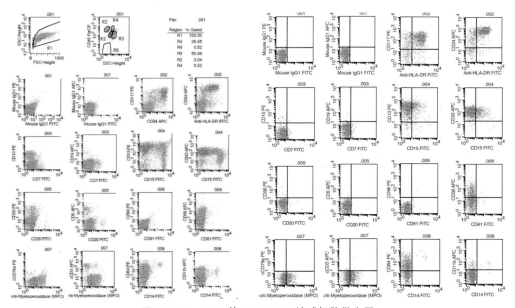

图2.9.123　AML伴*BCR-ABL1*流式细胞散点图

7）诊断与分析　此病例外周血和骨髓中原始细胞分别约占 43% 和 40%。此类细胞胞体中等，外形规则；核多呈圆形、规则，核染色质较细致粒状；部分细胞胞质内含细小紫红色颗粒，符合原始粒细胞特征。细胞化学染色 MPO、CAE 呈阳性，α-NAE 呈点状阳性，支持原始粒细胞判定。流式细胞学检测示 CD13、CD33、CD117、CD34、cMPO 阳性，为早期粒细胞标志；伴随 CD64 表达，支持 AML 诊断，符合 FAB 分型方案的 AML-M2 亚型诊断标准。染色体检查有 t（9;22）（q34;q11）及复杂核型，分子检测融合基因 $p210^{BCR-ABL1}$ 为阳性，根据 WHO 诊断标准（2016）诊断为 AML 伴 BCR-ABL1。此病例与［病例三十二］比较，染色体除 t（9；22）之外，还有复杂核型，预示患者预后不良。

［**病例三十四**］

1）简要病史　女，52岁。以"头晕5天"入院。患者5天前，无明显诱因出现头晕，伴乏力，无发热。既往体健，无慢性病史。查体：肝脾及浅表淋巴结未触及肿大。血常规检查白细胞明显升高。

2）血常规主要指标　见下表。

中文名称	英文缩写	结果	单位	参考区间
白细胞	WBC	77.38	10^9/L	3.5~9.5
红细胞	RBC	3.32	10^{12}/L	4.5~5.8
血红蛋白	HB	104	g/L	130~175
血小板	PLT	127	10^9/L	125~350

3）血象和骨髓象分析　见图 2.9.124~131。

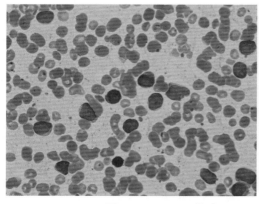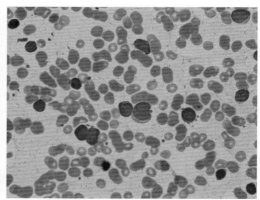

图 2.9.124　AML 伴 *BCR-ABL1* 血象（瑞—姬染色，1 000×）
白细胞明显增高，原始细胞约占 55%。成熟红细胞大小不等，血小板散在可见

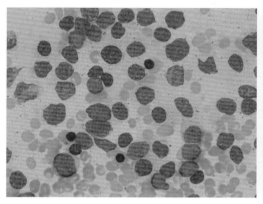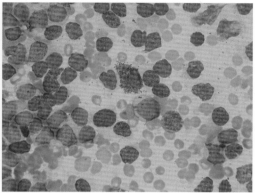

图 2.9.125　AML 伴 *BCR-ABL1* 骨髓象（瑞—姬染色，1 000×）

骨髓象分析：

1. 骨髓小粒易见，涂片制备、染色良好。

2. 骨髓增生极度活跃。

3. 原始细胞约占 64%，该类细胞胞体圆形、类圆形；胞核呈圆形、类圆形，核染色质致密，呈粗粒状，核仁不明显；胞质量较丰富，呈蓝色，少数细胞胞质内含有细小、紫红色颗粒。细胞化学染色结果见后图。

4. 粒系增生减低。

5. 红系增生减低，成熟红细胞大小不等。

6. 淋巴细胞约占 15%。

7. 全片共见巨核细胞 9 个，血小板散在可见。

考虑 AL，请结合免疫分型、基因、染色体等相关实验室检查

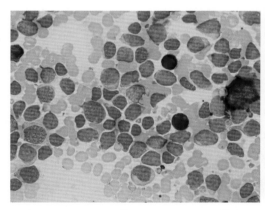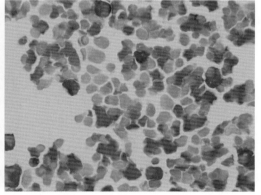

图 2.9.126　AML 伴 *BCR-ABL1* MPO 染色（1 000×）

原始细胞多呈阴性，极少数呈局灶性阳性，中性分叶核粒细胞呈较强阳性

图 2.9.127　AML 伴 *BCR-ABL1* CAE 染色（1 000×）

原始细胞多呈阴性，少数呈弱阳性，中性分叶核粒细胞呈较强阳性

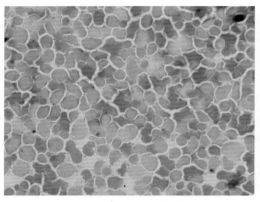

图 2.9.128 AML 伴 *BCR-ABL1* α-NAE 染色
（1 000×）
原始细胞呈阴性或弥散状或局灶状弱阳性

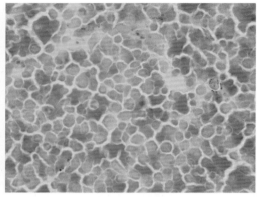

图 2.9.129 AML 伴 *BCR-ABL1* α-NAE+NaF 染色
（1 000×）
原始细胞部分被抑制

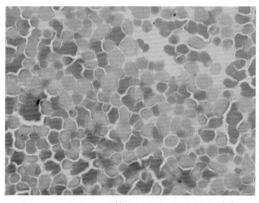

图 2.9.130 AML 伴 *BCR-ABL1* NBE 染色
（1 000×）
原始细胞多呈阴性，少数呈阳性

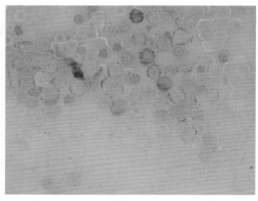

图 2.9.131 AML 伴 *BCR-ABL1* PAS 染色
（1 000×）
原始细胞多呈颗粒状阳性反应

4）细胞遗传学检查　46，XX，t（9；22）（q34.1；q11.2）。

5）分子遗传学检查　融合基因筛查 *BCR-ABL1* 阳性，为 $p210^{BCR-ABL1}$ 转录本。

6）免疫表型分析　原始细胞约占有核细胞的 54.89%，表达 CD34、HLA-DR、CD33、CD10、CD19、CD13、cCD79a、CD38，不表达 CD117、CD56、CD15、CD11b、CD20、cMPO、CD7、CD5、CD61、GlyA、cCD3、CD64、CD14，为异常原始 B 细胞伴有髓系标志表达。约 4.65%（占有核细胞）的细胞表达 CD34、CD117、CD19、CD22、CD33、CD13，为异常 B-髓双表型原始细胞。符合急性白血病免疫表型，因可见两群不同的原始细胞，考虑急性混合白血病（MPAL）可能性大（B-髓双表型），应结合临床及其他实验室检查确诊（图 2.9.132）。

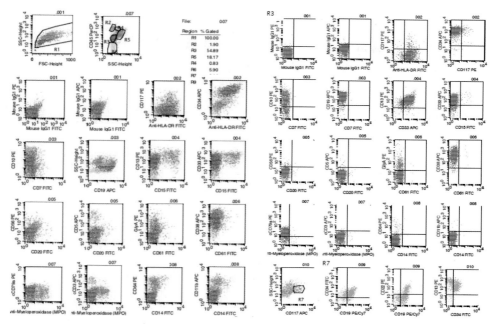

图 2.9.132　AML 伴 *BCR-ABL1* 流式细胞分析图

7）诊断与分析　此病例外周血和骨髓中原始细胞分别约占 55% 和 64%。此类细胞胞体较小，形态较规则；胞核较规则，核染色质较细致粒状；胞质量少，细胞形态学特征表现为分化差的原始细胞。细胞化学染色 MPO 阳性率 <3%，部分原始细胞 PAS 呈颗粒状阳性，反应模式与 ALL 相似，故考虑急性白血病（AL），不能确定原始细胞的系列来源，建议结合免疫分型进行分析。白血病细胞的免疫标记检查显示，白血病细胞具有淋系伴髓系标志和淋—髓双系表达的两个系列白血病细胞，考虑急性混合细胞白血病（MPAL）。此病例细胞遗传学和分子遗传学检查显示 *BCR-ABL1* 融合基因阳性，因此诊断为 MPAL 伴 *BCR-ABL1*。此病例的特点是根据细胞形态和化学染色不能够完全确定白血病细胞的来源，免疫表型分析有助于判定白血病系列的分化特征，证实白血病细胞来源于淋系（伴髓系表达）和淋—髓双表达两群细胞。由于此病例遗传学具有 t（9；22）和 *BCR-ABL1* 融合基因，最终考虑为 MPAL 伴 *BCR-ABL1*，而不能单纯诊断为 AML 伴 *BCR-ABL1*。

二、AML 伴基因突变

（一）AML 伴 *CEBPA* 双等位基因突变

1. 概述　AML 伴 *CEBPA* 双等位基因突变，符合急性髓细胞白血病及相关前体细胞肿瘤的 AML 标准，有些病例表现为单核细胞或粒单核细胞特征，通常表现为自发性。在儿童和青年成人 AML 中，4%~9% 的病例有 *CEBPA* 的双等位基因突变，正常核型 AML 的频率与总发病率相似，老年患者的发病概率较低。与 *CEBPA* 野生型 AML 相比，具有 *CEBPA* 双等位基因突变的 AML 血红蛋白水平较高、血小板计数和乳酸脱氢酶水平较低，发生淋巴结肿大和髓肉瘤的频率较低。对年轻的 *CEBPA* 双等位基因突变患者，应注意是否具有易患 AML 的种系突变的可能。

2. 细胞形态学

（1）血象　具有 *CEBPA* 双等位基因突变的 AML 没有独特的形态学特征。据报道，26% 的具有突变的 *CEBPA* 新发 AML 病例存在多系发育异常（类似于具有突变的 *NPM1* 的 AML），没有不良的预后意义。

（2）骨髓象　在双等位基因 *CEBPA* 突变的 AML 中存在的细胞发育异常，不再另行归类到伴骨髓增生异常相关改变的 AML（AML-MRC）中。少数病例表现为单核细胞或粒—单核细胞特征。

（3）化学染色　白血病细胞分别表现相应系列的细胞化学染色特点，多数具有分化差的原始细胞染色反应。>3% 的原始细胞 MPO 或 SSB 阳性，多数病例非特异性酯酶阴性或阳性。

3. 免疫表型　多数原始细胞表达 HLA-DR、CD34 及一种或多种髓系相关抗原 CD13、CD33、CD65、CD11b 和 CD15；半数以上的病例（50%~73%）表达 CD7、CD56 或其他淋巴抗原的表达并不常见。据报道，与单突变病例相比，*CEBPA* 的双等位基因突变的病例 HLA-DR、CD7 和 CD15 表达频率高，CD56 表达频率较低，通常不表达单核细胞标志物如 CD14 和 CD64。

4. 细胞和分子遗传学　多数具有 *CEBPA* 双等位基因突变的 AML 病例具有正常的核型，del（9）和 del（11）是 *CEBPA* 双等位基因突变常见的核型异常。近 1/3 病例合并 *GATA2* 突变，少数病例有 *FLT3-ITD* 突变。具有双等位基因 *CEBPA* 突变的患者应进行家族性综合征评估。此类型 AML 如具有 del（9），应该诊断为伴 del（9）和 *CEBPA* 双等位基因突的 AML 亚型；而伴 del（11）和 *CEBPA* 双等位基因突的 AML，需要诊断为 AML-MRC。

5. 临床预后　正常核型的 AML 有 *CEBPA* 突变者预后良好，与 AML 伴 t（8；21）（q22；q22）或 inv（16）（p13.1q22）患者的预后相似。*CEBPA* 双等位基因突变可以作为独立于年龄因素的影响总生存率（overall survival，OS）的重要分子指标。

6. 病例分析

［**病例三十五**］

1）简要病史　女，35 岁。因"乏力、面黄 1 月余，发现血象异常 1 天"入院。

患者1个月前无明显诱因出现乏力，面黄，间断出现恶心、呕吐。3年前行皮下囊肿切除术，无其他既往史。查体：无浅表淋巴结肿大，胸骨无压痛，肝脾未触及。实验室血涂片检查可见幼稚细胞，约占90%。

2）血常规主要指标　见下表。

中文名称	英文缩写	结果	单位	参考区间
白细胞	WBC	12.45	10^9/L	3.5~9.5
红细胞	RBC	2.13	10^{12}/L	3.8~5.1
血红蛋白	HB	68	g/L	115~150
血小板	PLT	57	10^9/L	125~350

3）血象和骨髓象分析　见图2.9.133~140。

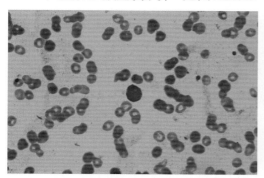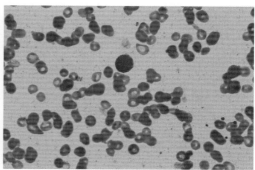

图2.9.133　AML伴*CEBPA*双等位基因突变血象（瑞—姬染色，1 000×）
白细胞增高，原始细胞占62%。成熟红细胞大小不一，血小板散在可见

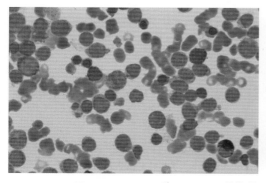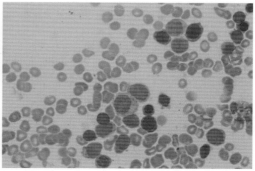

图2.9.134　AML伴*CEBPA*双等位基因突变骨髓象（瑞—姬染色，1 000×）

骨髓象分析：

1. 骨髓小粒易见，涂片制备、染色良好。　　　　2. 骨髓增生明显活跃。
3. 粒系增生明显活跃，原始粒细胞约占63.5%，该类细胞胞体中等，圆形、类圆形；胞核呈圆形、类圆形；染色质较细致粒状，核仁不清晰；胞质较丰富，呈蓝色，部分细胞胞质中可见细小紫红色颗粒，可见Auer小体。细胞化学染色结果见后图。
4. 红系增生活跃，成熟红细胞大小不等。
5. 淋巴细胞约占7%。
6. 全片共见巨核细胞68个，血小板散在可见。
考虑AML-M2，请结合免疫分型、基因、染色体等相关实验室检查

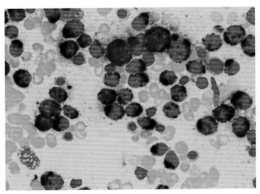

图 2.9.135 　AML 伴 *CEBPA* 双等位基因突变 MPO
染色（1 000×）

原始细胞呈较强阳性

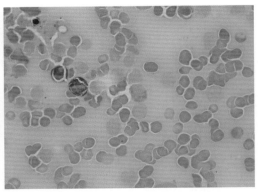

图 2.9.136 　AML 伴 *CEBPA* 双等位基因突变 CAE
染色（1 000×）

原始细胞多呈阴性，少数呈弱阳性

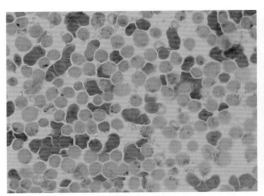

图 2.9.137 　AML 伴 *CEBPA* 双等位基因突变
α–NAE 染色（1 000×）

部分原始细胞呈局灶状阳性

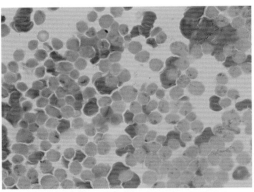

图 2.9.138 　AML 伴 *CEBPA* 双等位基因突变
α–NAE+NaF 染色（1 000×）

原始细胞不被抑制

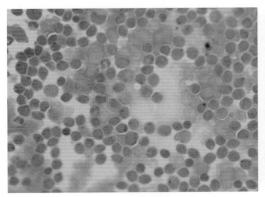

图 2.9.139 　AML 伴 *CEBPA* 双等位基因突变
NBE 染色（1 000×）

部分原始细胞呈阳性

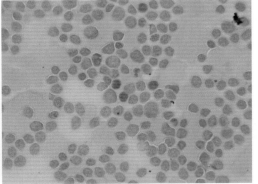

图 2.9.140 　AML 伴 *CEBPA* 双等位基因突变
PAS 染色（1 000×）

原始细胞呈弱阳性

4）细胞遗传学检查　46，XX。

5）分子遗传学检查　*CEBPA* 双等位基因突变，*SH2B3*、*GATA2* 和 *SF3A1* 突变。

6）免疫表型分析　原始细胞约占 78.33%，表达 CD34、HLA-DR、CD13、CA117、CD33、CD15、CD64、cMPO、CD38，部分表达 CD7，不表达 CD10、CD56、CD11b、CD61、CD20、CD19、CD5、GlyA、cCD79a、cCD3、CD14，符合 AML 免疫表型（图 2.9.141）。

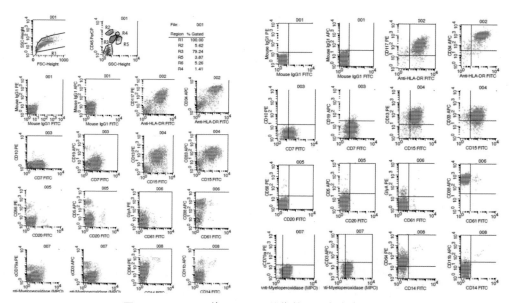

图 2.9.141　AML 伴 *CEBPA* 双等位基因突变流式分析图

7）诊断与分析　青年女性，无既往其他病史。血常规示白细胞增高、贫血和血小板减少。外周血和骨髓中原始细胞分别约占 62% 和 63.5%。该类细胞胞体和胞核较规则，胞质量中等，易见细小紫红色颗粒。细胞化学染色 MPO 呈弥散颗粒状阳性，少数细胞 CAE 呈阳性，α-NAE 呈中等强度阳性且阳性率较高，考虑原始髓细胞来源，似乎具有粒系和单核特征，根据 FAB 分型诊断标准，考虑 AML-M2/M4 可能性大。免疫标记具有原始粒系细胞特征，伴有 CD68 表达。染色体核型正常，二代测序检测显示 *CEBPA* 双等位基因阳性，伴 *GATA2*、*SH2B3* 和 *SF3A1* 突变阳性，故根据 WHO 分型诊断标准（2016），可诊断为 AML 伴 *CEBPA* 双等位基因突变和 *GATA1* 突变，应注意家系调查（本病例未做）。从本病例可以看到，有些应用 FAB

分型方案不好分亚型的 AML，应用 WHO 分型方案往往能够得到比较明确的分型。由此说明，2016 年版的 WHO 分型方案是一个更具广泛性的造血与淋巴组织肿瘤分型方案，能够涵盖更多的异质性疾病，使疾病得以明确诊断分型。

［**病例三十六**］

1）简要病史　男，47 岁。因"反复发热、牙龈出血 30 天"入院。患者 30 天前无明显诱因出现发热，伴牙龈出血，无其他不适，未予关注。10 天前出现高热，伴视力模糊，听力下降。既往有高血压、输血史。查体：贫血貌，全身皮肤黏膜可见散在出血点，浅表淋巴结未触及肿大，肝脾触诊不理想，双下肢轻度水肿。

2）血常规主要指标　见下表。

中文名称	英文缩写	结果	单位	参考区间
白细胞	WBC	430.10	$10^9/L$	3.5~9.5
红细胞	RBC	1.85	$10^{12}/L$	4.5~5.8
血红蛋白	HB	64	g/L	130~175
血小板	PLT	35	$10^9/L$	125~350

3）血象和骨髓象分析　见图 2.9.142~149。

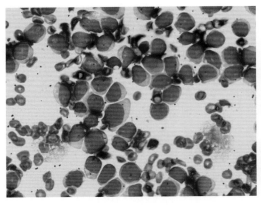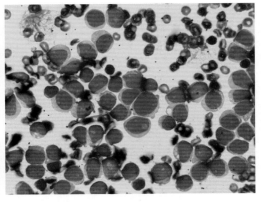

图 2.9.142　AML 伴 *CEBPA* 双等位基因突变血象（瑞—姬染色，1 000×）
白细胞极度增高，原始细胞约占 92%。成熟红细胞大小不一，偶见有核红细胞，血小板散在可见

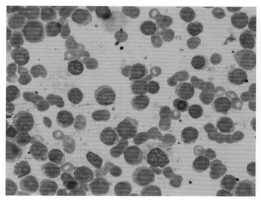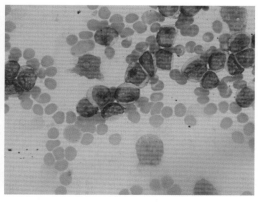

图 2.9.143　AML 伴 *CEBPA* 双等位基因突变骨髓象（瑞—姬染色，1 000 × ）

骨髓象分析：

1. 骨髓小粒易见，涂片制备、染色良好。

2. 骨髓增生极度活跃。

3. 原始髓细胞约占 87.5%，该类细胞中等偏大；核呈圆形或类圆形，核染色质呈细颗粒状，核仁多为 1~3 个且清楚；胞质丰富，呈灰蓝色，少数细胞胞质内可见细小紫红色颗粒和空泡。细胞化学染色结果见后图。

4. 粒系增生减低。

5. 红系增生减低，成熟红细胞大小不一。

6. 淋巴细胞约占 0.5%。

7. 全片共见巨核细胞 2 个，均为颗粒巨核细胞，血小板散在可见。

考虑 AML，形态倾向 AML−M1/M5a。请结合免疫分型、基因、染色体等相关实验室检查

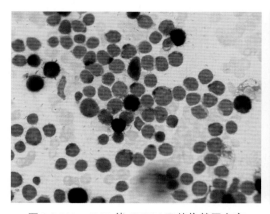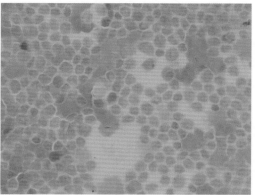

图 2.9.144　AML 伴 *CEBPA* 双等位基因突变　　　　图 2.9.145　AML 伴 *CEBPA* 双等位基因突变
　　　　MPO 染色（1 000 × ）　　　　　　　　　　　　　CAE 染色（1 000 × ）

多数原始细胞呈阴性，少数呈局灶阳性　　　　　多数原始细胞多呈阴性，少数呈弱阳性

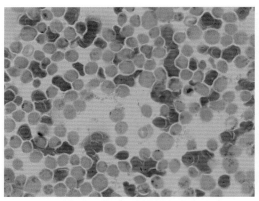

图 2.9.146　AML 伴 *CEBPA* 双等位基因突变
α-NAE 染色（1 000×）
部分原始细胞呈局灶阳性

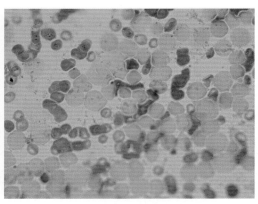

图 2.9.147　AML 伴 *CEBPA* 双等位基因突变
α-NAE+NaF 染色（1 000×）
原始细胞被抑制

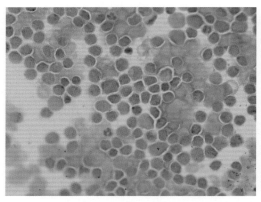

图 2.9.148　AML 伴 *CEBPA* 双等位基因突变
NBE 染色（1 000×）
部分原始细胞呈局灶阳性

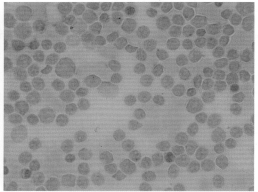

图 2.9.149　AML 伴 *CEBPA* 双等位基因突变
PAS 染色（1 000×）
多数原始细胞呈阴性，少数呈弥散弱阳性，中性分
叶核粒细胞呈较强阳性

4）细胞遗传学检查　46，XY。

5）分子遗传学检查　*CEBPA* 双等位点突变，*GATA2*、*KMT2D*、*RELN* 和 *BRAF*
突变阳性。

6）免疫表型分析　原始细胞约占有核细胞 89.57%，表达 CD34、CD117、HLA-
DR、CD15、CD7、CD38，部分表达 cMPO、CD64、CD33，不表达 CD13、CD10、
CD11b、CD20、CD56、CD19、CD5、CD61、cCD3、CD14，符合 AML 免疫表型（图
2.9.150）。

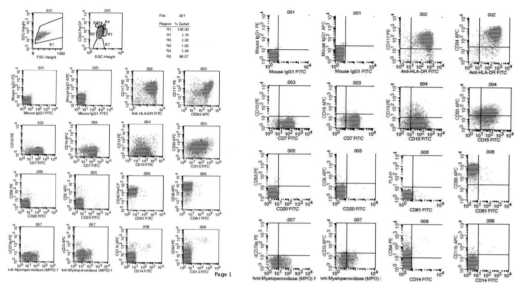

图 2.9.150　AML 伴 *CEBPA* 双等位基因突变流式细胞分析图

7）诊断与分析　此病例外周血和骨髓原始细胞分别占 92% 和 87%。该类细胞胞体中等至偏大；核形较规则，核染色质不均匀粒状，核仁较明显；胞质量较丰富，呈蓝色，细胞质内多无颗粒，可见细小空泡。细胞化学染色 MPO 仅少数细胞呈阳性，CAE 呈阴性，NAE 和 NBE 呈阳性，形态学倾向考虑 AML-M1/M5a。免疫标记分析显示 CD33、CD15、CD117、CD34 等早期髓系标记阳性，伴 CD7、CD64 表达，支持 AML 诊断。染色体核型正常，二代测序示 *CEBPA* 双等位基因突变、*GATA2*、*KMT2D*、*RELN* 和 *BRAF* 突变阳性，根据 WHO 分型诊断标准（2016）可诊断为 AML 伴 *CEBPA* 双等位基因突变阳性。应做家系调查。

［病例三十七］

1）简要病史　女，51 岁。因"脐周及双下肢散在瘀斑半月余，伴乏力"入院。半月前无明显诱因出现脐周及双下肢散在瘀斑，直径约 10 cm，伴咽痛、乏力，无发热，饮食欠佳，睡眠可。有高血压病史 5 年，无糖尿病史。查体：浅表淋巴结无肿大，肝脾肋下未触及。

2）血常规主要指标　见下表。

中文名称	英文缩写	结果	单位	参考区间
白细胞	WBC	18.06	10^9/L	3.5~9.5
红细胞	RBC	3.68	10^{12}/L	3.8~5.1
血红蛋白	HB	113	g/L	115~150
血小板	PLT	12	10^9/L	125~350

3）血象和骨髓象分析　　见图 2.9.151~158。

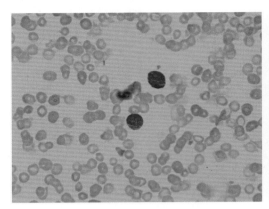 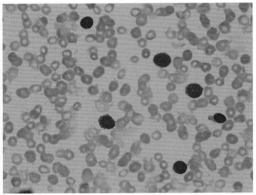

图 2.9.151　AML 伴 *CEBPA* 双等位基因突变血象（瑞—姬染色，1 000×）

白细胞增高，原始细胞约占 46%。成熟红细胞大小不一，血小板散在可见

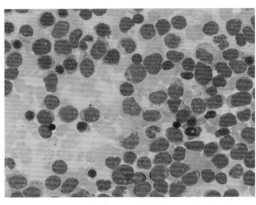 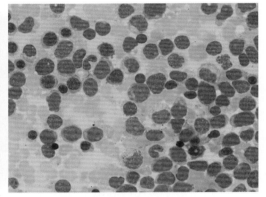

图 2.9.152　AML 伴 *CEBPA* 双等位基因突变骨髓象（瑞—姬染色，1 000×）

骨髓象分析：

1. 骨髓小粒易见，涂片制备、染色良好。

2. 骨髓增生明显活跃。

3. 粒系增生明显活跃，原始细胞约占 65.5%，该类细胞胞体偏大，呈圆形、类圆形；胞核呈圆形，核染色质粗粒状，核仁明显，1~3 个；胞质多少不等，呈灰蓝色，部分细胞胞质中含粗细不等、紫红色颗粒，偶见 Auer 小体。细胞化学染色结果见后图。

4. 红系增生尚活跃，成熟红细胞大小不等。

5. 淋巴细胞约占 8.5%。

6. 全片共见巨核细胞 3 个，血小板散在可见。

考虑 AML-M2，请结合免疫分型、基因、染色体等相关实验室检查

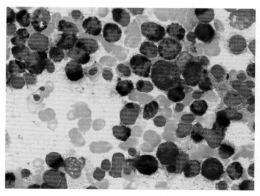

图 2.9.153　AML 伴 *CEBPA* 双等位基因突变
MPO 染色（1 000×）
原始细胞多呈较强阳性

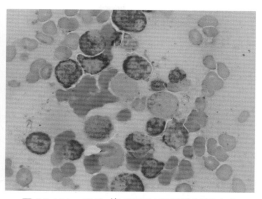

图 2.9.154　AML 伴 *CEBPA* 双等位基因突变
CAE 染色（1 000×）
部分原始细胞呈阳性

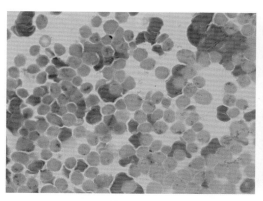

图 2.9.155　AML 伴 *CEBPA* 双等位基因突变
α–NAE 染色（1 000×）
部分原始细胞呈弱阳性

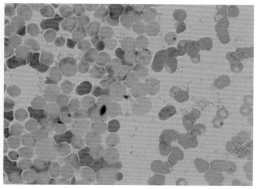

图 2.9.156　AML 伴 *CEBPA* 双等位基因突变
α–NAE+NaF 染色（1 000×）
原始细胞不被抑制

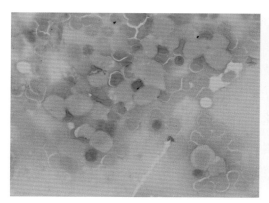

图 2.9.157　AML 伴 *CEBPA* 双等位基因突变
NBE 染色（1 000×）
原始细胞呈阴性

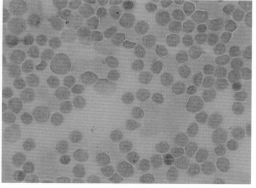

图 2.9.158　AML 伴 *CEBPA* 双等位基因突变
PAS 染色（1 000×）
原始细胞呈阴性或弥散阳性

3）细胞遗传学检查　46，XX。

4）分子遗传学检查　*CEBPA* 双等位基因突变阳性，*GATA2* 突变阳性，*WT-1* 基因定量 364%。

5）免疫表型分析　原始细胞约占有核细胞 71.32%，表达 CD34、HLA-DR、CD117、CD15、CD13、CD33、CD38、cMPO，部分表达 CD7、CD96、CD64，不表达 CD10、CD19、CD56、CD5、CD20、CD61、cCD79a、cCD3、CD14、CD11b，符合 AML 免疫表型（图 2.9.159）。

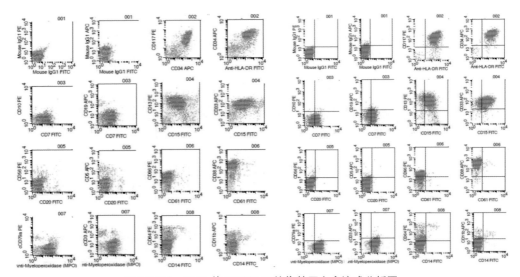

图 2.9.159　AML 伴 *CEBPA* 双等位基因突变流式分析图

6）诊断与分析　此病例外周血和骨髓原始细胞分别约占 46% 和 65.5%。其胞体中等，细胞外形和核形较规则，核仁较明显，核染色质较均匀细致粒状，胞质量少至中等，含紫红色颗粒；细胞化学染色 MPO 呈较强阳性，CAE 阳性率和阳性强度较高，α-NAE 呈弱阳性，符合原始粒细胞形态学和化学染色特征，FAB 分型诊断为 AML-M2。免疫表型分析示原始细胞表达 CD13、CD33、CD15、CD34、CD117 等早期髓细胞标记，伴 CD7、CD64 表达，符合 AML-M2 免疫表型。染色体检查示正常核型，二代测序显示 *CEBPA* 双等位基因突变和 *GATA2* 突变阳性，根据 WHO 分型诊断为 AML 伴 *CEBPA* 双等位基因突变和 *GATA2* 突变。

（二）AML 伴 *RUNX1* 基因突变

1. 概述　AML 伴 *RUNX1* 突变，可具有多数 AML-NOS 的形态学特征，是 2016 年 WHO 新定义的一种独立 AML 疾病实体。据报道，AML 伴 *RUNX1* 突变见于 4%~16% 的 AML 病例，老年人（年龄 > 60 岁）的发病率更高。骨髓或外周血中原始细胞 ≥ 20%，表现为微分化 AML 亚型者更多见。诊断 AML 伴 *RUNX1* 突变的亚型时，应注意除外 AML 伴其他重现性遗传学异常、治疗相关的 AML（t-AML）和骨髓增生异常相关改变的 AML（AML-MRC）。*RUNX1* 突变与放疗和烷化剂治疗有关，患有范可尼贫血或先天性中性粒细胞减少症的患者，后来进展为 AML 或 MDS 的也经常携带 *RUNX1* 突变。

与野生型 *RUNX1* 患者相比，具有突变 *RUNX1* 的 AML 患者的血红蛋白和乳酸脱氢酶水平较低，白细胞和外周血细胞计数较低。有既往治疗史（特别是放射治疗和烷化剂治疗）、MDS 或骨髓增生异常 / 骨髓增生性肿瘤（MDS/MPN）的病例也可能存在 *RUNX1* 突变，但不属于此类。

2. 细胞形态学　*RUNX1* 突变的 AML 没有特异性形态特征。15%~65% 的病例为急性髓细胞白血病微分化型 AML，也有伴部分成熟型的 AML、急性单核细胞白血病和急性粒单核细胞白血病。

3. 免疫表型　白血病细胞通常表达 CD13、CD34 以及 HLA-DR、CD33，单核细胞标记物和 MPO 的表达可变。

4. 细胞遗传学和分子遗传学　多数 *RUNX1* 突变是单等位基因突变，最常见的是移码或错义突变。*RUNX1* 突变可以加速 *ASXL1* 突变 AML 的发生。核型异常可能发生改变，最常受累的是 8 号和 13 号染色体。*RUNX1* 突变通常可伴发 *ASXL1*、*KMT2A* 部分串联重复（*KMT2A-PTD*）、*FLT3-IT*、*IDH1* R132 和 *IDH2* R140 和 R172；*NPM1*、*CEBPA* 和 *JAK2* 的突变在该组中罕见。同时具有 *RUNX1* 和 *NPM1* 应定义为具有突变 *NPM1* 的 AML，同时具有 *RUNX1* 和双等位基因 *CEBPA* 突变的定义为 *CEBPA* 的双等位基因突变的 AML。部分此类患者具有 *RUNX1* 的种系突变，当检测到 *RUNX1* 突变时，应进行种系研究或获得细致家族史。受影响的家庭成员可能有常染色体显性血小板减少症和致密颗粒血小板储存池缺乏，以及发生 AML 或 MDS 的风险增加。

5. 临床预后　据报道，AML 中的 *RUNX1* 突变与多变量分析中较差的总体存活率相关，*RUNX1* 和 *ASXL1* 突变的组合与不良预后相关，尚不清楚其他突变共同发生是否会影响该疾病组的预后。已经报道采用同种异体造血细胞移植治疗的患者的存活率较高。

6. 病例分析

［病例三十八］

1）简要病史 女，19岁。现因"乏力1月余，右侧耳后淋巴结肿痛伴发热15天"入院。1个月前诊为"结节性红斑"，给予"碘化钾"等药物治疗。血涂片可见5%幼稚样细胞。无高血压等既往史。查体：贫血貌，左下肢胫前区多发色素沉着及皮下结节，直径2 cm，有压痛；右侧耳后淋巴结肿大，约2.0 cm×1.0 cm，质韧，压痛，眼睑无水肿，睑结膜苍白，巩膜无黄染，双侧扁桃体Ⅱ°肿大。

2）血常规主要指标 见下表。

中文名称	英文缩写	结果	单位	参考区间
白细胞	WBC	4.41	10^9/L	3.5~9.5
红细胞	RBC	2.32	10^{12}/L	4.5~5.8
血红蛋白	HB	80	g/L	130~175
血小板	PLT	67	10^9/L	125~350

3）血象和骨髓象分析 见图2.9.160~167。

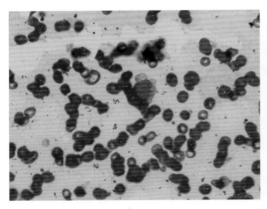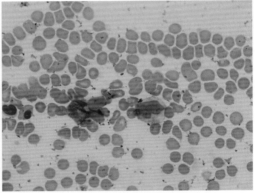

图2.9.160 AML伴 *RUNX1* 基因突变血象（瑞—姬染色，1 000×）

白细胞减低，原始细胞约占22%，有核红细胞为2个/100个白细胞。成熟红细胞大小不一，中心淡染区扩大；血小板散在可见

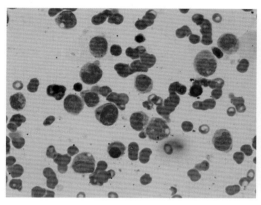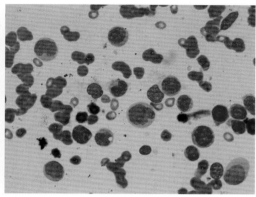

图 2.9.161　AML 伴 *RUNX1* 基因突变骨髓象（瑞—姬染色，1 000×）

骨髓象分析：

1. 骨髓小粒易见，涂片制备、染色良好。

2. 骨髓增生明显减低。

3. 原始细胞约占 53.5%。该类细胞体圆形、椭圆形或不规则形；胞核圆形、椭圆形或不规则形，可见扭曲、折叠，核染色质不均匀粒、网状，核仁不清晰；胞质量丰富，呈蓝色，内含较多细小紫红色颗粒。细胞化学染色结果见后图。

4. 粒系增生减低。

5. 红系增生活跃，以中、晚幼红细胞为主，成熟红细胞大小不一，中心淡染区扩大。

6. 淋巴细胞约占 6%。

7. 全片共见巨核细胞 7 个，其中颗粒巨细胞 5 个，产板巨细胞 1 个、裸核巨细胞 1 个，血小板散在可见。

考虑 AML−M4/M5，请结合免疫分型、基因、染色体等相关实验室检查

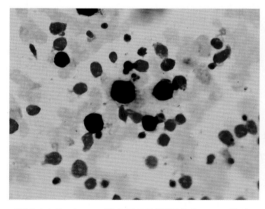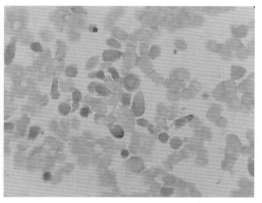

图 2.9.162　AML 伴 *RUNX1* 基因突变 MPO 染色（1 000×）
部分原始细胞呈阳性

图 2.9.163　AML 伴 *RUNX1* 基因突变 CAE 染色（1 000×）
原始细胞部分呈阴性，部分呈阳性

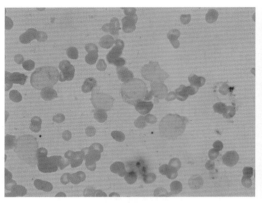

图 2.9.164　AML 伴 *RUNX1* 基因突变 α-NAE 染
色（1 000×）

部分原始细胞呈弱阳性

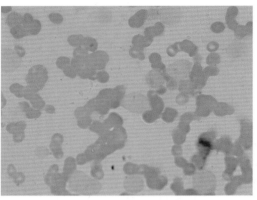

图 2.9.165　AML 伴 *RUNX1* 基因突变
α-NAE+NaF 染色（1 000×）

原始细胞被抑制

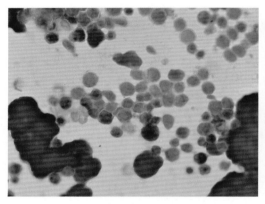

图 2.9.166　AML 伴 *RUNX1* 基因突变 NBE 染色
（1 000×）

原始细胞呈阴性，少数成熟单核细胞呈阳性

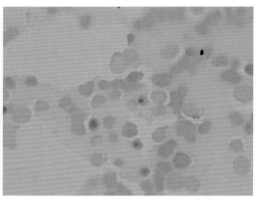

图 2.9.167　AML 伴 *RUNX1* 基因突变 PAS 染色
（1 000×）

部分原始细胞呈弱阳性

4）细胞遗传学检查　染色体核型分析：46，XX。

5）分子遗传学检查　*FLT3-ITD*、*PTPNI1*、*WT-1*、*RUNX1*、*FAT1* 和 *ATM* 突变阳性。

6）免疫表型分析　R3 为异常细胞，该类细胞表达 HLA-DR、CD33、CD38、CD15，部分表达 CD34、CD13、CD117，不表达 CD7、CD10、CD11b、CD20、CD5、CD61、cMPO、cCD79a、cCD3、CD14（图 2.9.168）。

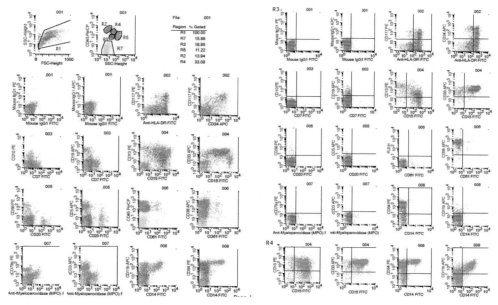

图 2.9.168　AML 伴 *RUNX1* 基因突变流式分析图

7）诊断分析　此病例外周血和骨髓中白血病细胞分别约占 22% 和 53.5%。白血病细胞胞体较大；核易见扭曲、折叠，核染色质较细致粒状；胞质丰富，含较多细小紫红色颗粒。细胞化学染色 MPO 呈部分阳性，CAE 呈部分阳性，α-NAE 呈阳性，根据细胞形态和化学染色考虑诊断为 AML-M4/M5。白血病细胞免疫标记表达 CD13、CD33、CD15、CD117、CD34，支持髓细胞来源；有部分幼稚单核细胞的标记，支持 AML-M5 的诊断。由于细胞遗传学分析为正常核型，分子遗传学检查显示 *RUNX1* 突变，诊断为 AML 伴 *RUNX1* 突变阳性。

［病例三十九］

1）简要病史　男，52 岁。因"乏力 2 月余"入院。患者 2 个月前无明显原因出现乏力，偶有头晕、头痛，无恶心、呕吐，后侧口腔内左侧烫伤后出现一"黄豆"样肿块。既往有高血压病史 2 年，腰间盘突出病史 2 年。查体：浅表淋巴结未触及明显肿大，肝脾肋下未触及。

2）血常规主要指标　见下表。

中文名称	英文缩写	结果	单位	参考区间
白细胞	WBC	22.77	10^9/L	3.5~9.5
红细胞	RBC	2.78	10^{12}/L	4.5~5.8
血红蛋白	HB	86	g/L	130~175
血小板	PLT	23	10^9/L	125~350

3）血象和骨髓象分析：见图 2.9.169~176。

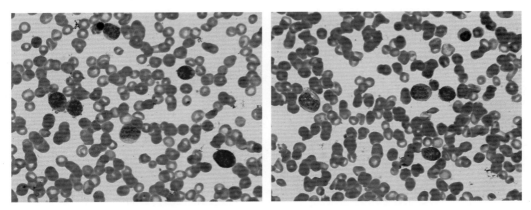

图 2.9.169　AML 伴 *RUNX1* 基因突变血象（瑞—姬染色，1 000 ×）

白细胞增高，原始细胞约占 69.0%；成熟红细胞大小不一，中心淡染区扩大，可见泪滴形红细胞；血小板散在可见

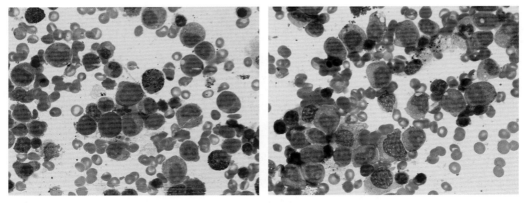

图 2.9.170　AML 伴 *RUNX1* 基因突变骨髓象（瑞—姬染色，1 000 ×）

骨髓象分析：

1. 骨髓小粒易见，涂片制备、染色良好。

2. 骨髓增生极度活跃。

3. 粒系增生明显活跃，原粒细胞约占 67.5%。该类细胞体中等，呈圆形，部分细胞可见不规则伪足；胞核多呈圆形或有凹陷，核染色质细致粒状，核仁较清晰；胞质较丰富，呈灰蓝色，有空泡，部分可见细小紫红色颗粒。嗜酸性粒细胞较易见。细胞化学染色结果见后图。

4. 红系增生活跃，以中、晚幼红细胞为主，有巨幼样变，成熟红细胞大小不一，中心淡染区扩大，可见泪滴红细胞。

5. 淋巴细胞约占 10%。

6. 全片共见巨核细胞 97 个，其中颗粒巨细胞 89 个，产板巨细胞 3 个，裸核巨细胞 5 个，并可见单圆核、多圆核及多分叶核巨核细胞，血小板散在、可见。

考虑 AML-M2，请结合免疫分型、基因、染色体等相关实验室检查

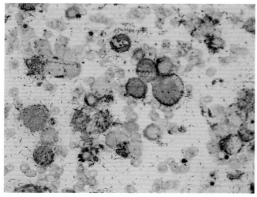

图 2.9.171　AML 伴 *RUNX1* 基因突变 MPO 染色
（1 000×）
原始细胞呈阳性

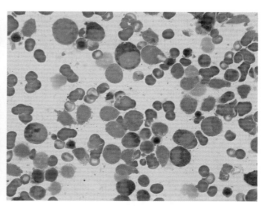

图 2.9.172　AML 伴 *RUNX1* 基因突变 CAE 染色
（1 000×）
部分原始细胞呈阳性

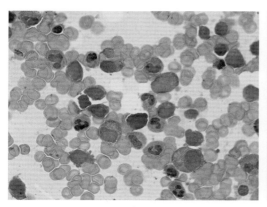

图 2.9.173　AML 伴 *RUNX1* 基因突变
α–NAE 染色（1 000×）
原始细胞呈阴性

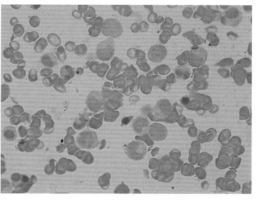

图 2.9.174　AML 伴 *RUNX1* 基因突变
α–NAE+NaF 染色（1 000×）
原始细胞呈阴性

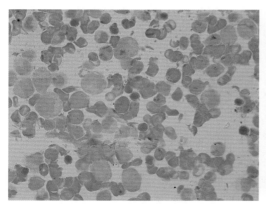

图 2.9.175　AML 伴 *RUNX1* 基因突变
NBE 染色（1 000×）
原始细胞呈阴性

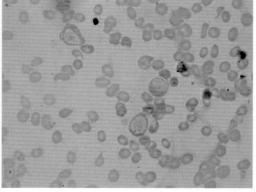

图 2.9.176　AML 伴 *RUNX1* 基因突变
PAS 染色（1 000×）
原始细胞呈阳性

4）细胞遗传学检查　46，XY。

5）分子遗传学检查　*FLT3*（*ITD*）、*RUNX1*、*U2AF1*、*FLT3*（exon24）、*SF3A1* 和 *FGFR3* 突变阳性。

6）免疫表型分析　R3 原始细胞约占有核细胞的 26.81%，表达 HLA-DR、CD117、CD33、CD13，部分表达 CD34、CD15 和 CD38，不表达 CD10、CD56、CD11b、CD64、CD20、cMPO、CD7、CD19、CD5、CD61、GlyA、cCD79a、cCd3 及 CD14，符合 AML 免疫表型（图 2.9.177）。

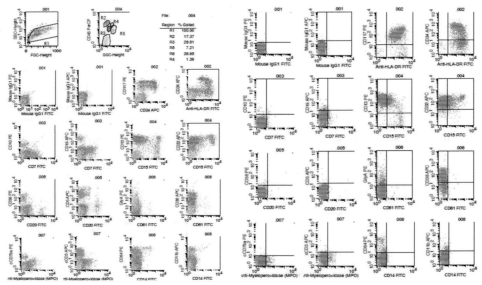

图 2.9.177　AML 伴 *RUNX1* 基因突变流式细胞分析图

7）诊断与分析　该病例外周血和骨髓原始细胞分别约占 69% 和 67.5%。该类细胞胞体和胞核较规则，胞质量中等，内含细小、紫红色颗粒。化学染色 MPO 和 CAE 呈阳性，形态和化学染色符合原始粒细胞特征，FAB 分型诊断为 AML-M2。此病例核型正常，具有 *RUNX1* 基因突变，根据 WHO 分型（2016）诊断为 AML 伴 *RUNX1* 突变。

［**病例四十**］

1）简要病史　男，54 岁。因"发热 5 天"入院。患者 5 天前无明显诱因出现发热，伴头痛、口腔溃疡，无乏力、肌肉酸痛。既往心肌梗死病史 3 年，糖尿病病史 3 年。贫血貌，浅表淋巴结无肿大，肝脾肋下未及。实验室检查示血涂片可见幼稚细胞。

2）血常规主要指标　见下表。

中文名称	英文缩写	结果	单位	参考区间
白细胞	WBC	98.42	10^9/L	3.5~9.5
红细胞	RBC	3.85	10^{12}/L	4.5~5.8
血红蛋白	HB	121	g/L	130~175
血小板	PLT	41	10^9/L	125~350

3）血象和骨髓象分析　见图 2.9.178~185。

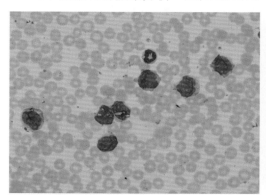
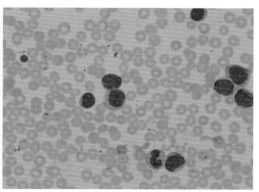

图 2.9.178　AML 伴 *RUNX1* 突变血象（瑞—姬染色，1 000×）
白细胞明显增高，原始细胞约占 68%，红细胞大小不等，血小板散在少见

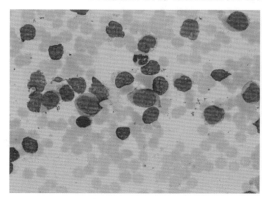
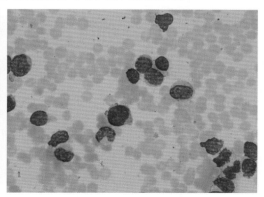

图 2.9.179　AML 伴 *RUNX1* 突变骨髓象（瑞—姬染色，1 000×）

骨髓象分析：
1. 骨髓小粒易见，涂片制备、染色良好。
2. 单核系增生极度活跃，原始单核细胞约占 71%。该类细胞胞体呈圆形、椭圆形或不规则形；胞核呈圆形或椭圆形，易见扭曲、折叠，核染色质细致、粒状，核仁易见；胞质较丰富，呈蓝色，部分细胞胞质内可见细小紫红色颗粒。细胞化学染色结果见后图。
3. 粒系增生减低。
4. 红系增生减低，成熟红细胞大小不一。
5. 淋巴细胞约占 10%。
6. 全片共见巨核细胞 26 个，其中幼巨核细胞 1 个，颗粒巨核细胞 18 个，产板巨核细胞 3 个，裸核巨 4 个，血小板散在、易见。

考虑 AML-M4/M5，请结合免疫分型、基因、染色体等相关实验室检查

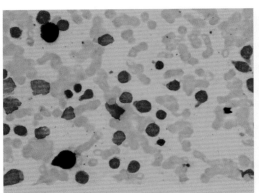

图 2.9.180　AML 伴 *RUNX1* 突变 MPO 染色
（1 000 ×）

多数原始细胞呈阴性，少数呈阳性

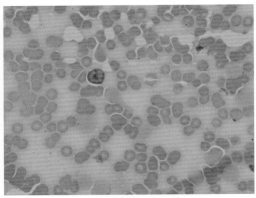

图 2.9.181　AML 伴 *RUNX1* 突变 CAE 染色
（1 000 ×）

原始细胞呈阴性

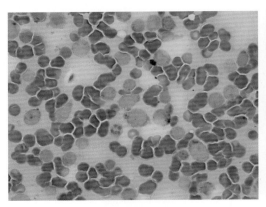

图 2.9.182　AML 伴 *RUNX1* 突变 α−NAE 染色
（1 000 ×）

原始细胞呈阳性

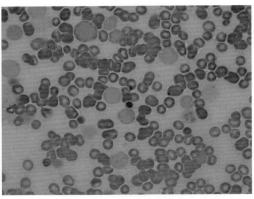

图 2.9.183　AML 伴 *RUNX1* 突变 α−NAE+NaF 染色
（1 000 ×）

原始细胞被抑制

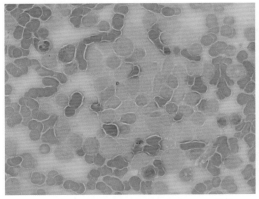

图 2.9.184　AML 伴 *RUNX1* 突变 NBE 染色
（1 000 ×）

原始细胞呈阴性

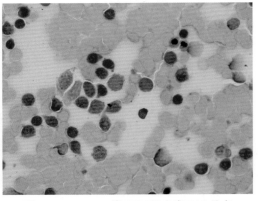

图 2.9.185　AML 伴 *RUNX1* 突变 PAS 染色
（1 000 ×）

原始细胞呈阴性或弱阳性

4）细胞遗传学检查　46，XY。

5）分子遗传学检查　二代测序结果显示 *FLT3*（*ITD*）、*SRSF2*、*RUNX1*（Exon2）、*RUNX4*（Exon4）、*RUNX1*（Exon1）、*SH2B3*、*NOTCH*、*DIS3*、*TET2*（Exon3）和 *KMT2D* 突变阳性。

6）免疫表型分析　原始细胞约占有核细胞的 63.92%，表达 CD34、HLA-DR、CD33、CD38 和 CD13，部分表达 CD64、CD15 及 CD117，不表达 CD10、CD56、CD11b、CD20、cMPO、CD7、CD19、CD5、CD61、GlyA、cCD79a、cCD3 和 CD14，符合 AML 免疫表型（图 2.9.186）。

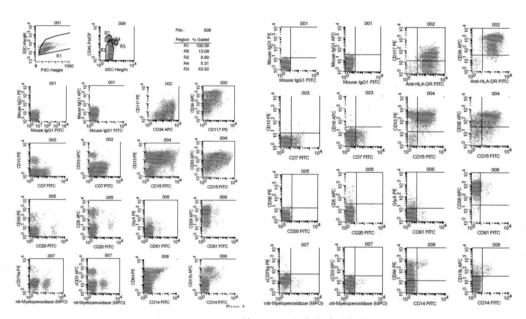

图 2.9.186　AML 伴 *RUNX1* 突变流式分析图

7）诊断与分析　中年男性，发热就诊，既往心梗和糖尿病史。此病例外周血和骨髓中原始细胞分别约占 68% 和 71%。该类细胞胞体偏大；核呈圆形、不规则形，易见核折叠，核染色质细致粒状，不均匀；胞质较丰富，含较多细小紫红色颗粒，有空泡。细胞化学染色 MPO 呈少量阳性，CAE 呈阴性，α-NAE 呈阳性，根据细胞形态和化学染色考虑诊断为 AML-M4/M5。白血病细胞免疫标记表达 CD13、CD33、CD15、CD117、CD34，伴 CD64 表达，支持早期髓细胞来源。染色体核型正常，分子遗传学有 *RUNX1* 突变，符合 WHO 分型方案中 AML 伴 *RUNX1* 突变亚型的诊断。

（三）AML 伴 *NPM1* 基因突变

1. 概述　人类 *NPM1* 基因位于 5 号染色体长臂（5q35）。*NPM1* 突变是具有正常核型的 AML 最常见的突变，对 AML 具有相对特异性。目前发现 *NPM1* 有 50 余种突变体，也可易位形成融合基因，还可以伴有其他突变，如 *FLT-3*、*DMT3A* 和 *IDH1* 突变等，胞质异常表达 *NPM1* 是这一基因突变的替代标志。2016 版 WHO 白血病分类方案将 AML 伴 *NPM1* 基因突变类型正式定义为一种独立的疾病实体，这类突变不出现于 AML-M3，白血病细胞常呈粒细胞或单核细胞特征。*NPM1* 突变检测是非常理想的血液系统肿瘤微小残留病（MRD）的检测指标，灵敏度高。伴 *NPM1* 突变的 AML 类型，见于 2%~8% 的 AML 儿童病例和 27%~35% 的 AML 成人病例，成人以正常核型 AML 为主。发病率随年龄而增高，女性占优势。AML 伴 *NPM1* 突变没有 MDS 或 MPN 病史，通常有贫血、血小板减少和白细胞增多。临床可能出现髓外受累，最常受影响的部位是牙龈、淋巴结和皮肤。

2. 细胞形态学

（1）血象　患者多有贫血和血小板减少，通常比其他类型 AML 的白细胞和血小板计数高（图 2.9.187）。

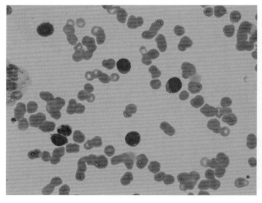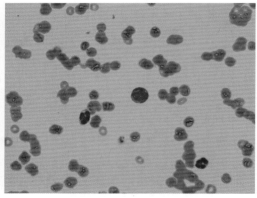

图 2.9.187　AML 伴 *NPM1* 突变血象（瑞—姬染色，1 000×）
外周血白细胞偏高，可见原始细胞；成熟红细胞大小不等，血小板减少

（2）骨髓象　AML 伴 *NPM1* 突变常可见表现为急性粒单核细胞白血病和急性单核细胞白血病，80%~90% 的急性单核细胞白血病显示 *NPM1* 突变，在 AML 和纯红白血病中也可检测到 *NPM1* 突变。部分患者有多系发育异常。这些病例通常为正常核型，原始细胞 CD34 阴性（图 2.9.188）。

诊断依赖分子技术鉴定 *NPM1* 突变、和 / 或骨髓石蜡切片免疫组化检测到

NPM1 异常的细胞质表达。用抗 NPM1 抗体进行免疫组化染色显示这类白血病有宽泛的形态学谱，多数 AML 伴 *NPM1* 突变累及两个或多个髓细胞系别（粒系、单核系、红系和巨核系）。

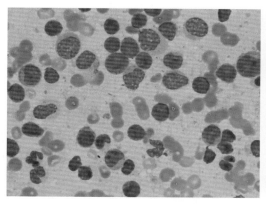
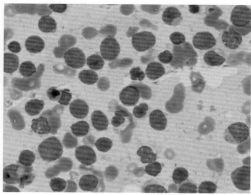

图 2.9.188　AML 伴 *NPM1* 突变骨髓象（瑞—姬染色，1 000×）
原始细胞比值明显增高。其胞体中等，多为圆形；胞核呈圆形，核染色质较细致粒状，核仁不明显；胞质少至中等，呈灰蓝色，部分胞质内含细小紫红色颗粒

（3）化学染色　白血病细胞通常表现为 MPO 呈阳性，CAE 呈阳性；α−NAE 呈部分阳性，不为 NaF 抑制或部分抑制；NBE 呈阴性或阳性，PAS 呈阳性（图 2.9.189~194）。

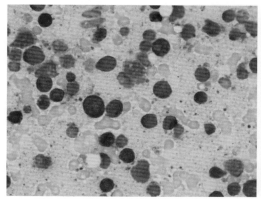
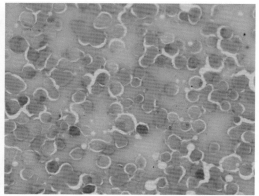

图 2.9.189　AML 伴 *NPM1* 突变 MPO 染色
（1 000×）
少数原始细胞呈阳性

图 2.9.190　AML 伴 *NPM1* 突变 PAS 染色
（1 000×）
原始细胞呈阳性

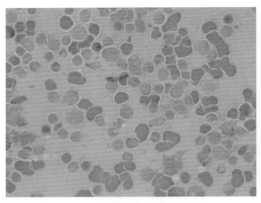

图 2.9.191　AML 伴 *NPM1* 突变 CAE 染色
（1 000×）
部分原始细胞呈阳性

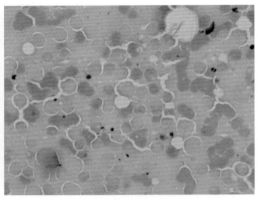

图 2.9.192　AML 伴 *NPM1* 突变 α-NAE 染色
（1 000×）
多数原始细胞呈阴性，少数呈阳性

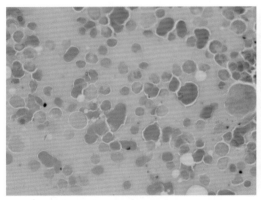

图 2.9.193　AML 伴 *NPM1* 突变 α-NAE+NaF 染
色（1 000×）
原始细胞部分被抑制

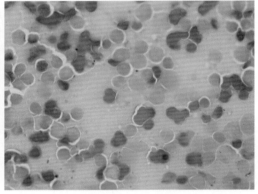

图 2.9.194　AML 伴 *NPM1* 突变 NBE 染色
（1 000×）
原始细胞为 NBE 阴性

3. 免疫表型　AML 伴 *NPM1* 突变，常表达 CD117，而 CD34 和 HLA-DR 多为阴性，高表达 CD33，CD13 表达强度通常低，可表达 CD123 和 CD110。CD34 阳性与患者预后不良有关。在多数具有 *NPM1* 突变 AML 患者中，通过流式细胞术可检测到极小部分具有白血病原始细胞（CD34 +，CD38-，CD123 +）免疫表型的细胞。据报道，CD34 + / CD25 + / CD123 + / CD99 + 群体的存在与 *FLT3-ITD* 突变有关。

4. 细胞和分子遗传学　*NPM1* 可以和 CCCTC- 结合因子（CTCF）结合，*NPM1* 突变可以导致 *CTCF* 的重新定位，是白血病发生的重要机制。有 *NPM1* 突变的 AML 通常为正常核型，5%~15% 的病例显示染色体改变，包括染色体 8 和 del

（9q）的增加。在多数 AML 中，del（9q）被认为是骨髓增生异常相关的核型变化，并且之前曾用于定义 AML-MRC。但当 *NPM1* 发生突变时，此类病例应诊断为具有 *NPM1* 突变的 AML。

5. 病例分析

［**病例四十一**］

1）简要病史　男，70岁。因"发热伴乏力、纳差4天"入院。既往有高血压病史多年。查体发现贫血貌，全身皮肤黏膜无黄染，右下颌可触及数个肿大淋巴结，肝脾肋下未触及。

2）血常规主要指标　见下表。

中文名称	英文缩写	结果	单位	参考区间
白细胞	WBC	13.45	10^9/L	3.5~9.5
红细胞	RBC	2.19	10^{12}/L	4.5~5.8
血红蛋白	HB	69	g/L	130~175
血小板	PLT	6	10^9/L	125~350

3）血象和骨髓象分析　见图 2.9.195~202。

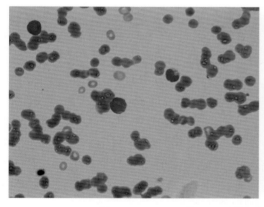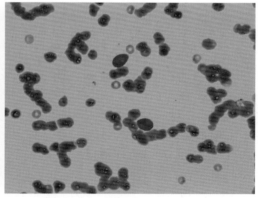

图 2.9.195　AML 伴 *NPM1* 基因突变血象（瑞—姬染色，1 000×）
白细胞增高，原始细胞约占 38%；成熟红细胞大小不一；血小板散在少见

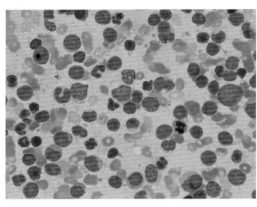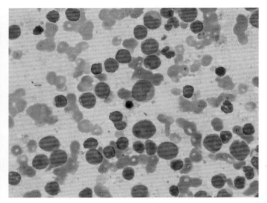

图 2.9.196　AML 伴 *NPM1* 基因突变骨髓象（瑞—姬染色，1 000×）

骨髓象分析：

1. 骨髓小粒易见，涂片制备、染色良好。

2. 骨髓增生明显活跃。

3. 粒系增生明显活跃，原始粒细胞约占 63%。该类细胞胞体呈圆形、椭圆形；胞核呈圆形、椭圆形；
   核染色质较细致；胞质量少，呈蓝色，部分细胞胞质中可见细小紫红色颗粒。细胞化学染色结果见后图。

4. 红系增生减低，成熟红细胞大小不一。

5. 淋巴细胞约占 13%。

6. 全片未见巨核细胞，血小板散在、易见。

考虑 AML-M2，请结合免疫分型、基因、染色体等相关实验室检查

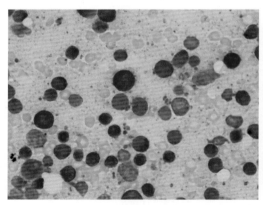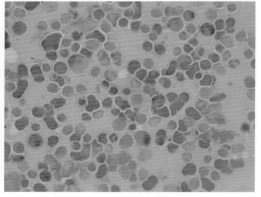

图 2.9.197　AML 伴 *NPM1* 基因突变 MPO 染色　　　图 2.9.198　AML 伴 *NPM1* 基因 CAE 染色
（1 000×）　　　　　　　　　　　　　　　　　　（1 000×）
部分原始细胞呈阳性　　　　　　　　　　　　　　部分原始细胞呈阳性

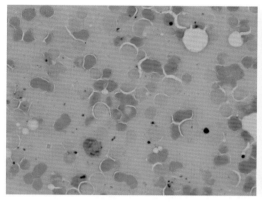

图 2.9.199　AML 伴 *NPM1* 基因突变 α-NAE 染色
（1 000×）

部分原始细胞呈点状阳性

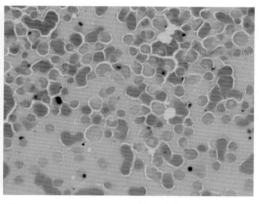

图 2.9.200　AML 伴 *NPM1* 基因突变 α-NAE+NaF
染色（1 000×）

多数原始细胞不被抑制

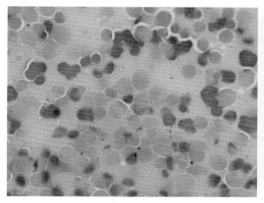

图 2.9.201　AML 伴 *NPM1* 基因突变 NBE 染色
（1 000×）

多数原始细胞呈阴性，少数呈阳性

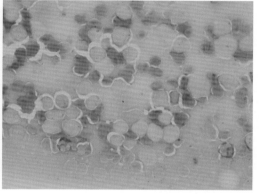

图 2.9.202　AML 伴 *NPM1* 基因突变 PAS 染色
（1 000×）

原始细胞呈阴性或弱阳性

4）细胞遗传学检查　46，XY。

5）分子遗传学检查　*NPM1*、*NRAS*、*SRSF2*、*IDH2*、*KMT2D*、*CREBBP* 和 *JAK2* 突变阳性。

6）免疫表型分析　原始细胞约占有核细胞的 56.41%，表达 CD117、CD33、CD3，部分表达 CD64、CD13、cMPO，不表达 CD34、CD7、CD15、HLA-DR、CD10、CD19、CD56、CD20、CD5、CD61、CD96、cCD79a、cCD3、CD11b、CD4（图 2.9.203）。

7）诊断与分析　此病例外周血和骨髓中原始细胞分别约占 38% 和 63%。该类细胞胞体中等，呈圆形、较规则；胞核呈圆形，核染色质较细致粒状；胞质量少

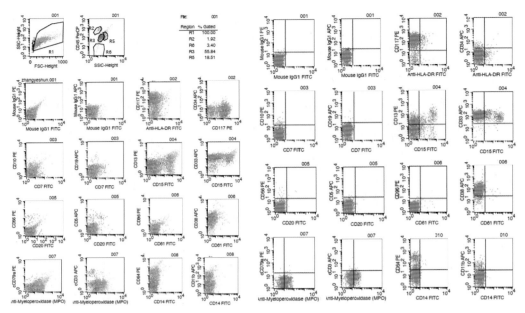

图 2.9.203　AML 伴 *NPM1* 基因突变流式分析图

至中等，内含细小紫红色颗粒；部分粒细胞可见核分叶不良。原始细胞化学染色
MPO、CAE 呈阳性，部分原始细胞 NAE 呈点状阳性，考虑为粒细胞来源，FAB 分
型为 AML-M2。免疫分型表达 CD13、CD33、CD117、CD64 等早期髓细胞标志，
支持形态学的判定。染色体核型正常，基因检测 *NMP1* 突变阳性，符合 WHO 分型
中 AML 伴 *NPM1* 突变的诊断。

［病例四十二］

1）简要病史　男，63 岁。因"活动后心慌、胸闷 20 余天"入院。患者 20 余
天前活动时出现心慌、胸闷，伴气促，症状持续数分钟。既往体健。查体：浅表淋
巴结未触及肿大。

2）血常规主要指标　见下表。

中文名称	英文缩写	结果	单位	参考区间
白细胞	WBC	13.0	10^9/L	3.5~9.5
红细胞	RBC	1.4	10^{12}/L	4.5~5.8
血红蛋白	HB	56	g/L	130~175
血小板	PLT	74	10^9/L	125~350

3）血象和骨髓象分析　见图2.9.204~211。

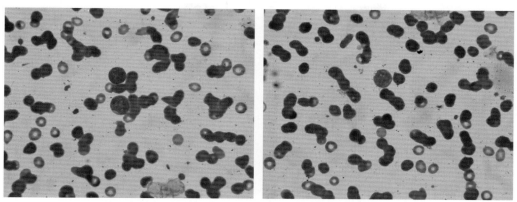

图2.9.204　AML伴 *NPM1* 突变血象（瑞—姬染色，1 000×）

白细胞增高，原始细胞约占62%；成熟红细胞大小不一；血小板散在易见，可见大血小板

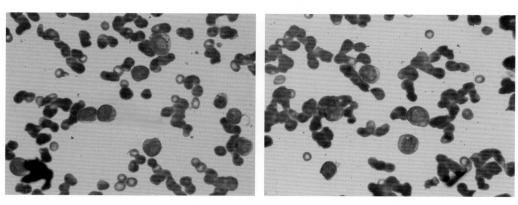

图2.9.205　AML伴 *NPM1* 突变骨髓象（瑞—姬染色，1000×）

骨髓象分析：

1. 骨髓小粒易见，涂片制备、染色良好。

2. 骨髓增生尚活跃。

3. 粒系增生尚活跃，原始粒细胞约占65.5%，该类细胞胞体中等，多呈圆形；胞核呈圆形，核染色质细致，部分可见核仁；胞质量少，呈灰蓝色，可见细小紫红色颗粒，早幼粒以下各阶段比例之和<10%。细胞化学染色结果见后图。

4. 红系增生减低，成熟红细胞大小不一。

5. 淋巴细胞约占19%。

6. 全片共见巨核细胞15个，其中颗粒巨核细胞5个，产板巨核细胞1个，裸核巨核细胞9个，血小板散在、易见，可见大血小板。

考虑AML-M1，请结合免疫分型、基因、染色体等相关实验室检查

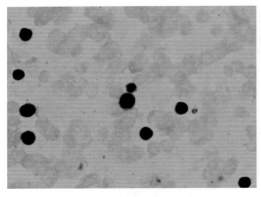

图 2.9.206　AML 伴 *NPM1* 突变 MPO 染色
（1 000 ×）
原始细胞呈阳性

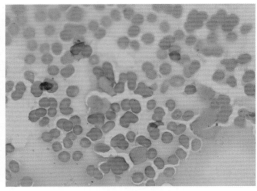

图 2.9.207　AML 伴 *NPM1* 突变 CAE 染色
（1 000 ×）
原始细胞呈阴性

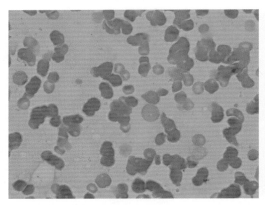

图 2.9.208　AML 伴 *NPM1* 突变 α-NAE 染色
（1 000 ×）
原始细胞呈弱阳性

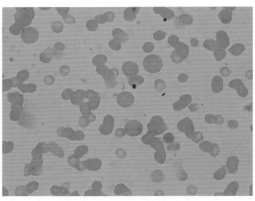

图 2.9.209　AML 伴 *NPM1* 突变 α-NAE+NaF 染色
（1 000 ×）
原始细胞被抑制不明显

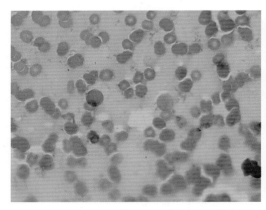

图 2.9.210　AML 伴 *NPM1* 突变 NBE 染色
（1 000 ×）
原始细胞呈阴性

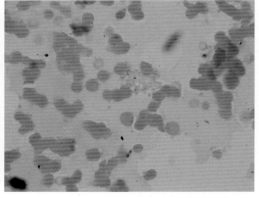

图 2.9.211　AML 伴 *NPM1* 突变 PAS 染色
（1 000 ×）
原始细胞呈弥散弱阳性

4）细胞遗传学检查　46，XY。

5）分子遗传学检查　*NPM1*、*SFB1*、*RELN* 和 *ETV6* 突变阳性。

6）免疫表型分析　原始细胞约占有核细胞的 61.5%，表达 cMPO、CD117、HLA-DR、CD13、CD33、CD38，部分表达 CD64，不表达 CD34、CD15、CD7、CD10、CD56、CD11b、CD20、CD19、CD5、CD56、cCD79a、cCD3、CD14，符合 AML 免疫表型（图 2.9.212）。

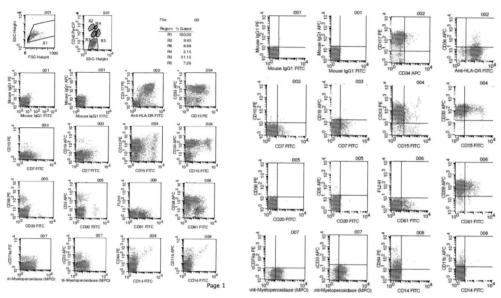

图 2.9.212　AML 伴 *NPM1* 突变流式细胞分析图

7）诊断与分析　此病例外周血和骨髓原始细胞分别约占 62% 和 65.5%，骨髓早幼粒以下各阶段粒细胞比例 <10%。该类细胞胞体和核形比较规则，核染色质较细致粒状，胞质中等，含细小紫红色颗粒。细胞化学染色 MPO 呈较强阳性，CAE、NAE 和 NBE 均为阴性，支持分化较差的粒系细胞来源，FAB 分型考虑 AML-M1。免疫分型表达 CD13、C33、C117、CD64，符合 AML 免疫表型，支持细胞形态学的判定。细胞遗传学核型正常，具有 *NPM1* 基因突变，符合 AML 伴 *NPM1* 突变亚型诊断。

［**病例四十三**］

1）简要病史　男，14 岁。因"乏力 20 余天，伴反复口腔溃疡，阵发性胸闷 10 余天"入院。患儿 20 天前无明显诱因出现乏力，活动后加重，伴食欲缺乏、反复口腔溃疡、轻咳。3 年前因"颞部皮肤外伤"曾接受缝合。自述对"酒精"过敏。查体：面色稍苍黄；颈部可触及数个肿大淋巴结，质韧，活动可；口唇稍苍白，咽部充血，口腔内散在大小不等溃疡。

2）血常规主要指标　见下表。

中文名称	英文缩写	结果	单位	参考区间
白细胞	WBC	2.32	10^9/L	3.5~9.5
红细胞	RBC	2.43	10^{12}/L	4.5~5.8
血红蛋白	HB	90	g/L	130~175
血小板	PLT	350	10^9/L	125~350

3）血象和骨髓象分析　见图 2.9.213~220。

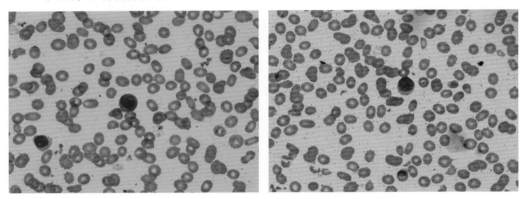

图 2.9.213　AML 伴 *NPM1* 突变血象（瑞—姬染色，1 000×）
白细胞减低，原始细胞约占 4%；成熟红细胞大小不等；血小板散在易见

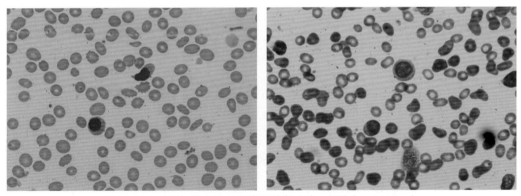

图 2.9.214　AML 伴 *NPM1* 突变骨髓象（瑞—姬染色，1 000×）

骨髓象分析：

1. 骨髓小粒易见，涂片制备、染色良好。
2. 骨髓增生尚活跃。
3. 粒系增生活跃，原始髓细胞约占 20%，该类细胞胞体中等；胞核呈圆形、椭圆形，核染色质细致，可见核仁；胞质丰富，呈浅蓝色，内有紫红色颗粒，部分细胞胞质内可有 Auer 小体。杆状核、分叶核粒细胞比值减低，嗜酸性粒细胞约占 5%。细胞化学染色结果见后图。
4. 红系增生活跃，以中、晚幼红细胞为主，成熟红细胞轻度大小不等。
5. 淋巴细胞约占 15%。
6. 全片共见巨核细胞 632 个，血小板散在，易见。

考虑 AML-M2，请结合免疫分型、基因、染色体等相关实验室检查

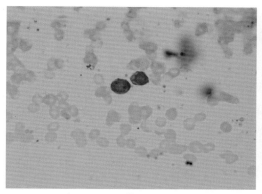

图 2.9.215　AML 伴 *NPM1* MPO 染色
（1 000×）

原始细胞呈阴性，少数细胞有阳性颗粒

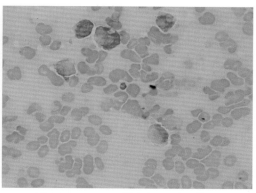

图 2.9.216　AML 伴 *NPM1* CAE 染色
（1 000×）

部分原始细胞呈阳性

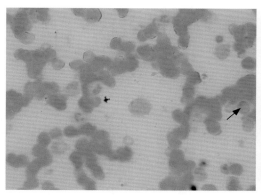

图 2.9.217　AML 伴 *NPM1* 突变 α–NAE 染色
（1 000×）

少数原始细胞呈阳性

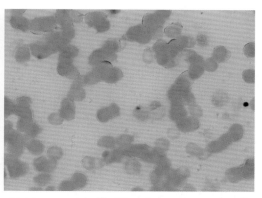

图 2.9.218　AML 伴 *NPM1* 突变 α–NAE+NaF 染
色（1 000×）

原始细胞不被抑制

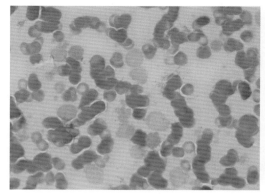

图 2.9.219　AML 伴 *NPM1* 突变 NBE 染色
（1 000×）

原始细胞呈阴性

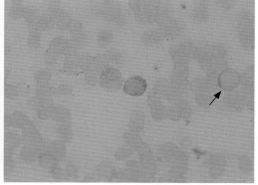

图 2.9.220　AML 伴 *NPM1* 突变 PAS 染色
（1 000×）

原始细胞呈阴性或弥散弱阳性

4）细胞遗传学检查　46，XY；FISH 检测到 7q-。

5）分子遗传学检查　融合基因筛查阴性，*MLL* 均为阴性，可检测到 *NPM1* 基因突变。

6）免疫表型分析　原始细胞约占有核细胞的 8.44%，表达 CD13、CD117、HLA-DR、CD33、CD38，部分表达 CD34，不表达 CD7、CD10、CD11b、CD64、CD15、CD20、CD56、CD19、CD5、CD61、cMPO、cCD79a、cCD3、CD14，符合 AML 免疫表型（图 2.9.221）。

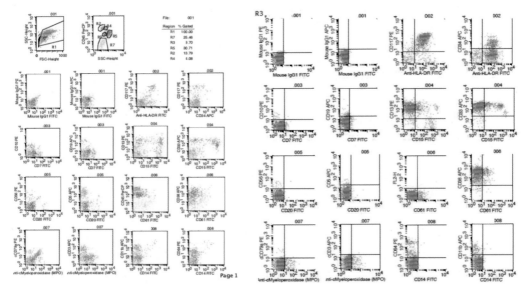

图 2.9.221　AML 伴 *NPM1* 突变流式细胞分析图

7）诊断与分析　患者贫血、白细胞减少，淋巴结肿大。此病例外周血和骨髓中原始细胞分别约占 4% 和 20%，满足 AML 诊断对原始细胞数量的基本要求。该类细胞胞体中等，呈圆形；核呈圆形、规则，核染色质细致均匀；胞质量中等，染蓝色，可见细小紫红色颗粒。细胞化学染色 MPO 呈点状阳性，CAE 呈阳性，α-NAE 和 NBE 呈阴性，考虑粒细胞来源，FAB 分型诊断标准倾向于 AML-M2。免疫分型倾向更早期的髓系细胞，但有少量分化，故支持形态学 AML-M2 的诊断。细胞遗传学和分子遗传学显示正常核型，FISH 检测有 7q-，因具有 *NPM1* 突变，符合 AML 伴 *NPM1* 突变亚型的诊断。

（殷　勇　武焕玲）

第十章　急性髓细胞白血病伴骨髓增生异常相关改变

一、概述

AML 伴骨髓增生异常相关改变（AML-MRC）主要见于老年人，儿童少见，占 AML 的 24%~35%。通常有严重的全血细胞减少，预后不良，疾病的严重程度和治疗反应、预后评价与 MDS 相近。其特征为血象和骨髓象中原始细胞≥ 20%，伴有骨髓增生异常形态学特征，或有 MDS、MDS/MPN 病史，或伴 MDS 相关遗传学改变，并且患者无治疗史和重现性遗传学异常。多系病态造血与高危的细胞遗传学异常有关，有 MDS 病史或原始细胞比例低的 AML 通常进展缓慢。半数以上的 AML-MRC 有 *ASXL1* 突变，可能与预后不良有关。

二、细胞形态学

（一）外周血和骨髓

诊断 AML-MRC 要求涂片染色良好，外周血和骨髓涂片中可以看到多系发育异常，骨髓至少两系病态造血，病态造血细胞大于本系细胞 50% 以上。粒系病态包括核质发育失衡、颗粒减少、核分叶减少或核分叶怪异。红系病态包括巨幼变（megaloblastic）、核碎裂（karyorrhexis）、核分叶或多核、胞质空泡（cytoplasmic acuoles）、环形铁粒幼红细胞、幼红细胞 PAS 阳性。巨核系病态包括小巨核细胞、单圆核巨核细胞、多圆核巨核细胞、正常或大的不分叶或多分叶核巨核细胞（图 2.10.1~2.10.3）。

（二）化学染色

根据增生的原始细胞系列不同，化学染色会有不同的表现。以原粒增生为主的 AML-MRC，MPO 呈阳性，CAE 呈阳性，α-NAE 呈阴性、弱阳性和阳性。以原始单核细胞增生为主的 AML-MRC，MPO 呈阴性或弱阳性，CAE 呈阴性。α-NAE 通常呈较强的阳性，可被 NaF 抑制，NBE 在分化较好的单核细胞亦可呈阳性。如果原粒、原单同时增生，则可能同时出现粒系和单核系化学染色结果表现（图 2.10.4~8）。

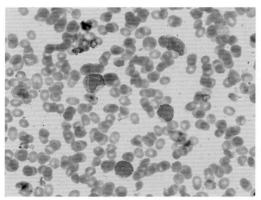

图 2.10.1　AML-MRC 血象
（瑞—姬染色，1 000×）
原始细胞增高，可见幼粒细胞

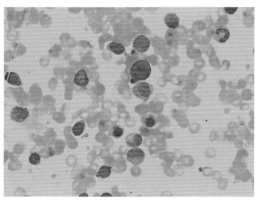

图 2.10.2　AML-MRC 骨髓象
（瑞—姬染色，1 000×）
原始细胞增高，幼粒细胞可见核质发育失衡，胞质
乏颗粒；幼红细胞增生，呈轻度类巨幼变

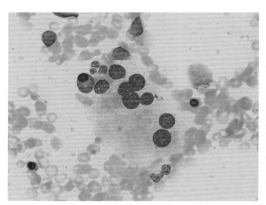

图 2.10.3　AML-MRC 骨髓象（1 000×）
原始细胞和病态多圆核巨核细胞

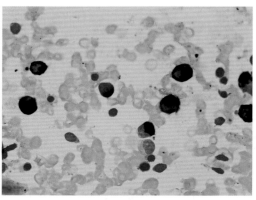

图 2.10.4　AML-MRC MPO 染色（1 000×）
原始细胞呈阳性

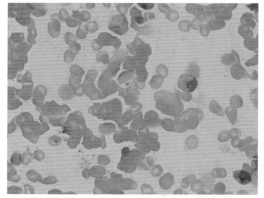

图 2.10.5　AML-MRC CAE 染色
（1 000×）
部分原始细胞呈阳性

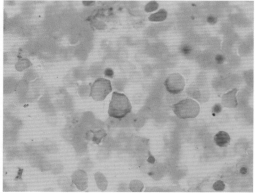

图 2.10.6　AML-MRC PAS 染色（1 000×）
多数原始细胞呈阴性或弱阳性，成熟的粒细胞呈
阳性

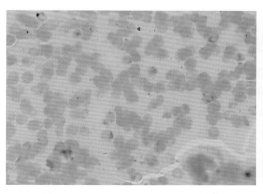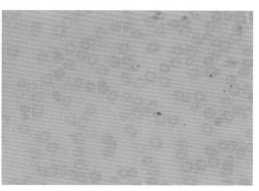

图 2.10.7　AML-MRC α-NAE 染色　　　　图 2.10.8　AML-MRC NBE 染色
（1 000×）　　　　　　　　　　　　　（1 000×）
原始细胞呈阳性　　　　　　　　　　　原始细胞呈阴性

三、免疫表型

免疫表型具有异质性，原始细胞泛髓系表达 CD13、CD33，表达可增高或减低。据报道，原始细胞表达 CD14、CD34，CD38 和 HLA-DR 表达减弱与预后不良有关，CD11b 的表达与高危核型和染色体单体有关。也有 CD56 和 CD7 的异常表达。HLA-DR、CD117、FLT3、CD38 和乳铁蛋白表达增高，与多系病态造血有关。5号染色体和 7 号染色体异常者，CD34、TdT 和 CD7 表达频率增高。

四、细胞遗传和分子遗传

有些病例病态造血不足，可依据 MDS 相关的遗传学异常和 / 或 MDS、MDS/MPN 病史诊断为 AML-MRC。最常见的核型异常有：复杂核型、-7/del（7q）、del（5q）和涉及 5q 的非平衡异位，而 +8、del（20q）和老年男性的 -Y 不足以诊断 AML-MRC。伴 inv（3）、t（6；9）时通常表现为多系病态造血，应归为伴重现性遗传学异常病例，而 t（11；16）、t（2；11）的病例应划为 AML-MRC 而不应归于 AML伴 11q23.3。AML 伴 *NPM1*、*CEBPA* 双等位基因突变者，通常会伴病态造血，不能归为 AML-MRC，而应归为 AML 伴重现性遗传学异常（相应的基因突变类型）。

五、病例分析

［病例四十四］

1. 简要病史　女，83 岁。因"血小板减少 8 月余，全身皮肤出血点及瘀斑"入院。无鼻出血、牙龈出血，无血尿、黑便，无头晕、恶心、呕吐。既往有硅肺史、颈椎病、鼻窦炎、甲状腺腺瘤手术史和动脉瘤介入栓塞史。查体：神志清，精神尚可。全身可见瘀斑及出血点，浅表淋巴结未触及肿大，肝脾肋下未触及。

2. 血常规主要指标　见下表。

中文名称	英文缩写	结果	单位	参考区间
白细胞	WBC	6.45	$10^9/L$	3.5~9.5
红细胞	RBC	2.25	$10^{12}/L$	3.8~5.1
血红蛋白	HB	76	g/L	115~150
血小板	PLT	8	$10^9/L$	125~350

3. 血象和骨髓象分析　见图 2.10.9~14。

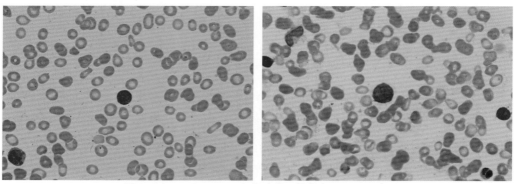

图 2.10.9　AML-MRC 血象（瑞—姬染色，1 000×）

白细胞无明显增减，原始细胞约占 20%；成熟红细胞大小不等，可见泪滴形、椭圆形等异常形态；血小板散在少见

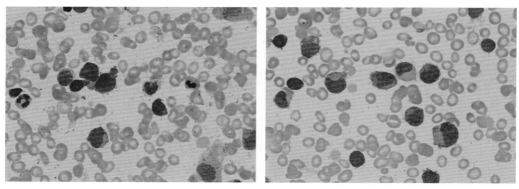

图 2.10.10　AML-MRC 骨髓象（瑞—姬染色，1 000×）

1. 骨髓小粒易见，涂片制备、染色良好。
2. 骨髓增生活跃。
3. 粒系增生活跃，原始髓细胞约占 30%。该类细胞胞体中等大小，呈圆形、椭圆形；胞核呈圆形、椭圆形，可见扭曲折叠，核染色质呈细粒状；胞质少，呈灰蓝色，部分胞质内可见少量细小紫红色颗粒。中幼粒细胞比值增高，幼粒细胞易见核质发育失衡及颗粒缺如。细胞化学染色见后图。
4. 红系增生活跃，以中、晚幼红细胞为主，幼红细胞病态造血，成熟红细胞大小不一，可见泪滴形等异常形态。
5. 淋巴细胞约占 10.5%。
6. 全片共见巨核细胞 2 个，均为病态巨核细胞，血小板散在少见。

考虑 AML 伴骨髓增生异常相关改变（AML-MRC），请结合免疫分型、基因、染色体等相关实验室检查

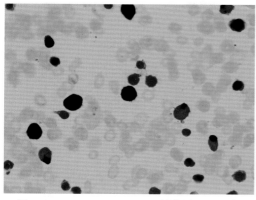

图 2.10.11　AML-MRC MPO 染色（1 000×）
原始细胞呈阳性

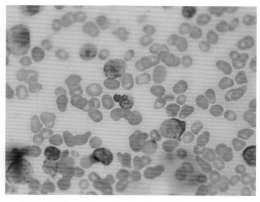

图 2.10.12　AML-MRC CAE 染色（1 000×）
原始细胞呈阳性

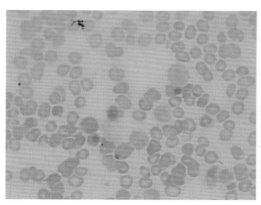

图 2.10.13　AML-MRC α-NAE 染色（1 000×）
少数原始细胞呈局灶阳性

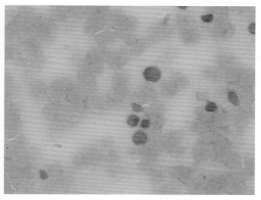

图 2.10.14　AML-MRC PAS 染色（1 000×）
原始细胞呈阳性

4. 细胞遗传学检查　48，XX，+21，del（9）（q22），+8，为复杂核型。

5. 分子生物学检查　43 种融合基因均阴性。

6. 免疫表型分析　原始细胞表达 CD117、CD13、CD38，部分表达 CD34、CD33，符合原始髓细胞的免疫标记。粒系有 CD13/CD15、CD13/CD33 模式发育异常（图 2.10.15）。

7. 诊断与分析　此病例外周血和骨髓中原始细胞分别约占 20% 和 30%。原始细胞的形态学和化学染色符合原始粒细胞特征，符合 FAB 分型方案中的 AML-M2。免疫分型支持 AML 诊断。骨髓象粒系、红系可见病态造血，均超过本系细胞的 50% 以上；染色体分析为复杂核型，符合 WHO 分型诊断标准（2016）中 AML-MRC 的诊断。如果骨髓病态造血细胞不足本系的 50%，通过核型分析亦可以诊断为 AML-MRC。

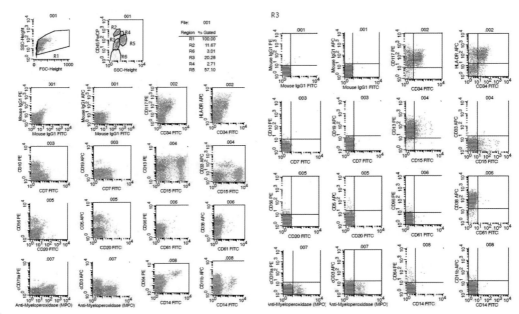

图 2.10.15　AML-MRC 流式分析图

8. 鉴别诊断

（1）骨髓增生异常综合征（MDS）　MDS 虽然有骨髓病态造血，但骨髓和外周血象原始细胞比例不会超过 20%，以此与 AML-MRC 鉴别。

（2）急性白血病　非 AML-MRC 亚型的 AML，骨髓象无或仅有轻微的病态造血，病态造血细胞不超过本系细胞的 50%，并且不存在与 MDS 相关和重现性的遗传学异常，也没有 MDS、MDS/MPN 病史。

（3）免疫性血小板减少　免疫性血小板减少可以有巨核系的增生伴成熟障碍，但是没有巨核系的病态造血以及红系、粒系病态发育，没有或仅有极少数的原始细胞。

［病例四十五］

1. 简要病史　男，64 岁。因"头晕、乏力 4 年余，胸闷、气短 2 年余，加重 1 月余"入院。查体：贫血貌，全身皮肤黏膜无黄染、皮疹、出血点。肝脾未触及、淋巴结无肿大。

2. 血常规主要指标　见下表。

中文名称	英文缩写	结果		单位	参考区间
		2016 年	2017 年		
白细胞	WBC	4.5	33.3	10^9/L	3.5~9.5
红细胞	RBC	3.01	3.57	10^{12}/L	4.5~5.8
血红蛋白	HB	98	102	g/L	130~175
血小板	PLT	339	46	10^9/L	125~350

3. 血象和骨髓象分析　见图 2.10.16~24。

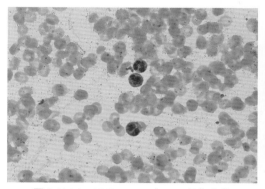

图 2.10.16　AML-MRC（2016 年）血象
（瑞—姬染色，1 000×）

白细胞无明显增减，成熟粒细胞核分叶不良；成熟红细胞大小不等，可见 H-J 小体；血小板成簇，易见

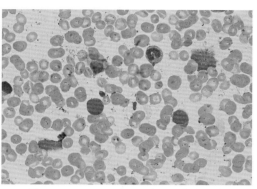

图 2.10.17　AML-MRC（2017 年）血象
（瑞—姬染色，1 000×）

白细胞明显增高，原始细胞约占 33%，可见幼粒细胞

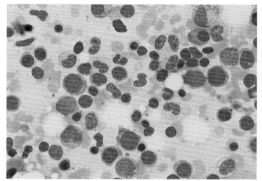

图 2.10.18　AML-MRC（2016 年表现为 MDS-
RS）骨髓象（瑞—姬染色，1 000×）

骨髓增生明显活跃，原始细胞比例增多，粒系比例尚可，可见核质发育失衡、胞质颗粒减少和核分叶不良；红系增生明显活跃，呈巨幼样变

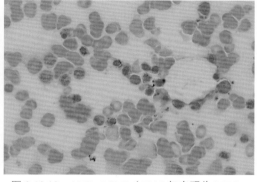

图 2.10.19　AML-MRC（2016 年表现为 MDS-
RS）骨髓象（铁染色，1 000×）

细胞外铁：（++）；细胞内铁：Ⅰ 型 20%，Ⅱ 型 11%，Ⅲ 型 5%，环形铁粒幼 15%

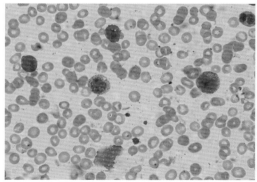

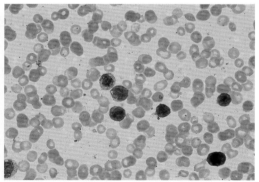

图 2.10.20　AML-MRC（2017 年）骨髓象（瑞—姬染色，1 000×）

骨髓增生尚活跃，原始细胞约占 42%。该类细胞胞体中等，多为圆形；核呈圆形，核染色质呈细粒状；胞质较少，含细小紫红色颗粒；成熟粒细胞核分叶不良

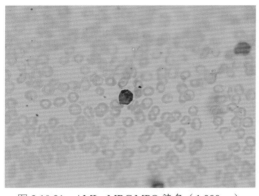

图 2.10.21　AML-MRC MPO 染色（1 000×）
原始细胞呈阴性

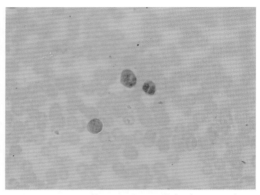

图 2.10.22　AML-MRC PAS 染色（1 000×）
原始细胞呈阴性，两个中性分叶核粒细胞呈阳性

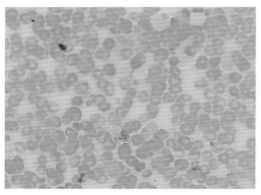

图 2.10.23　AML-MRC CAE 染色
（1 000×）
原始细胞呈阴性，晚幼粒细胞呈阳性

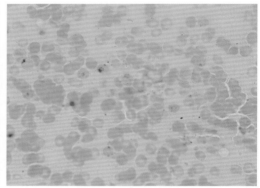

图 2.10.24　AML-MRC α-NAE 染色
（1 000×）
原始细胞呈点状阳性

4. 细胞遗传学检查　46，XY。

5. 分子生物学检查　43 种白血病相关融合基因均阴性，*WT-1* 为 29%。

6. 免疫表型分析　（2017 年）原始细胞约占所有有核细胞的 51.02%，表达 CD34、CD10，部分表达 CD117、CD13、CD7，不表达 HLA-DR、CD33、CD38、CD15、CD56、CD11b、CD64、CD2、CD19、cCD79a、cCD3、CD4、CD61、GLYA，符合原始髓细胞免疫标记（图 2.10.25）。

7. 诊断与分析　此病例外周血和骨髓中原始细胞分别约占 33% 和 42%。该类细胞胞体小、胞质量少，形态学没有明显的系列分化特征。原始细胞化学染色除 α-NAE 呈点状阳性外，余均呈阴性，提示原始细胞来源于非常早期的造血细胞。流式细胞检测原始细胞仅表达 CD34、CD117、CD13、CD7 和 CD10，符合早期髓系细胞的特征；没有淋系细胞、巨核系和红系的免疫标记表达，符合 AML-M0 的表型。此

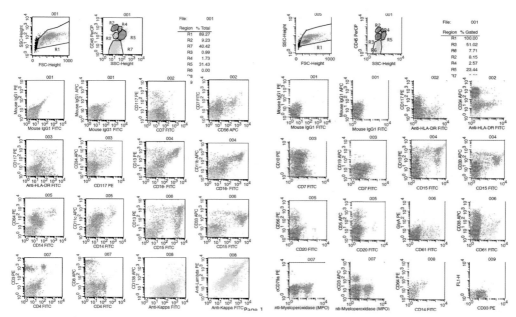

图 2.10.25　左图为 2016 年患者 MDS 的散点图，右图为 2017 年患者转化为 AML 骨髓细胞散点图。R3 红色为原始细胞群；R5 为粒细胞群，显示模式发育异常

病例虽然染色体分析为正常核型，但因其具有明确的 MDS 病史（2016 年为 MDS-RS，2017 年进展为 AML），WHO 分型诊断为 AML-MRC。

8.鉴别诊断

（1）伴原始细胞增多的 MDS（MDS-EB）　外周血和／或骨髓原始细胞 ANC 计数，当 ≥ 20% 时为 AML，原始细胞不足 20% 则诊断为 MDS。

（2）纯红白血病（PEL）　幼红细胞比值 ≥ 80%，原红细胞比值 ≥ 30%，幼红细胞可见病态造血。

（3）伴多系病态造血的急性巨核细胞白血病应该归属此类，除外伴随 t（1；22）的病例。

（4）AML-NOS　没有多系病态造血、MDS 或 MDS/MPN 病史及 MDS 相关的遗传学特征。

（5）Down 综合征相关的髓系增殖　是一种发生在儿童期的特殊的白血病，骨髓细胞可见病态造血，有明确的染色体异常和特殊的发病年龄，与 AML-MRC 相鉴别。

（武焕玲）

第十一章　治疗相关的急性髓细胞白血病

一、概述

（一）疾病特征

治疗相关的髓系肿瘤（t-MNs）包括治疗相关的 AML（t-AML）、治疗相关的 MDS（t-MDS）和治疗相关的 MDS/MPNs（t-MDS/MPN），具有肿瘤或非肿瘤细胞毒性化疗和/或放疗史。除了具有 AML、MDS 和 MDS/MPN 的诊断条件，t-AML、t-MDS 和 t-MDS/MPN 先前均有使用致畸作用的药物或治疗史，因此应作为一个独特的临床病种对待。

（二）流行病学

T-MNs 占所有 AML、MDS 和 MDS/MPN 的 10%~20%，发病率取决于原发疾病和治疗的策略。70% 的病例因实体瘤、30% 因血液系统肿瘤接受过放/化疗。其中，乳腺癌和非霍奇金淋巴瘤病例占多数，还有部分病例属于非肿瘤性治疗、高剂量化疗或先前治疗过的非髓系肿瘤行自体造血干细胞移植术后。

（三）临床表现和预后

任何年龄阶段均可发病，随着烷化剂、放疗和拓扑异构酶 II 的使用，患病危险随年龄增长，但患病率与年龄无关。随着肿瘤患者的生存时间延长，t-MNs 的发病率将增高。发病机制涉及细胞毒性药物对造血干细胞和/或骨髓微环境造成的突变损伤或是对髓系克隆的选择性损伤有关，但具体机制还不明确。引起 t-MNs 的常见药物见表 2.11.1。羟基脲、嘌呤类似物和麦考酚脂类也可导致白血病。化疗造血祖细胞生长因子与联合使用会增加患病风险。临床表现、细胞形态和基因特征与先前治疗有关。

表 2.11.1　与治疗相关的血液肿瘤有关的细胞毒性药物和治疗*

烷化剂	美法仑兰、环磷酰胺、氮芥、苯丁酸氮芥、白消安、卡铂、顺铂、氮烯唑胺、丙卡巴肼、卡莫斯丁、丝裂霉素 C、塞替哌、洛莫司汀等
拓扑异构酶 II 抑制剂	依托泊苷、替尼泊苷、多柔比星、柔红霉素、米恩蒽醌、安吖啶、放射菌素；拓扑异构酶 II 抑制剂也可能与 ALL 有关

---

* 引自 Steven H. Swercllow, et al.. WHO Classification of Tumor of Haematopoietic and lymphoid Tissues. IARC, Reused 4th Edition, Lyor, 2017

（续表）

其他药物	抗代谢药：硫嘌呤醇、霉酚酸酯、福达拉滨
	微管蛋白抑制剂（常与其他药物联合使用）：长春新碱、长春碱、长春地辛、紫杉醇、多西紫杉醇
电离辐射治疗	覆盖造血性骨髓的大野照射

在临床上常见有两种 t-MNs，一种使用烷化剂治疗和 / 或放疗，另外一种使用拓扑异构酶 II 抑制剂。前者常表现为 t-MDS、t-MDS/MPN 或 t-AML，与基因物质的不平衡丢失有关；后者是拓扑异构酶 II 抑制剂使用后 1~5 年后发生急性白血病，多与平衡易位有关。但是很多情况下，患者会使用多种药物，很难区分究竟是哪种治疗类型所致的 t-MNs。此型 AML 预后较差，与核型异常和原发肿瘤有关，5 年生存率 <10%。

二、细胞形态

T-AML 表现为 MDS 或 AML 伴多系病态造血，外周血常表现为单系或多系血细胞减少，贫血易见，易见大红细胞、异形红细胞。骨髓可表现为增生活跃、正常或减低，骨髓纤维化易见。粒系病态造血常见核异常分叶和胞质乏颗粒。巨核系病态造血，易见核不分叶、分叶减少或核逸出。根据原始细胞的数量，可以诊断为 t-MDS 和 t-AML。T-MNs 的诊断需要重视染色体核型的分析，如果 t-AML 具有重现性核型异常，如 t（9；11）（p21.3；q23.3），则需要诊断为 t-AML 伴 t（9；11）（p21.3；q23.3）。

三、免疫表型

T-AML 没有特殊的免疫表型特征，通常与初发 AML 相似，反映的是细胞形态特征的多样性。原始细胞表达 CD34、髓系抗原 CD13、CD33 和 MPO，MPO 表达常减弱，粒细胞发育异常。

四、细胞遗传学和分子遗传学

90% 的 t-MNs 有异常核型，70% 为非平衡易位，通常涉及 5 号和 / 或 7 号染色体，以及复杂核型和 TP53 突变或丢失，最常见的是 del（5q）、-7 和 del（7q）。使用拓扑构酶 II 抑制剂后 1~5 年，继发的急性白血病发病多与平衡易位有关，如 t（11；19）（q23.3；p13.1）、t（9；11）（p21.3；q23.3）、t（15；17）（q24.1；q21.1）和 inv（16）（p13.1q22），后面三种需要诊断为伴重现性异常的 t-AML。

五、病例分析

[**病例四十六**]

1. 简要病史　女，39岁。因"头晕半月余，四肢散在瘀斑10余天"入院。5年前因"乳腺癌"行右侧乳腺癌全切术，"贫血"8年余，未予特殊处理。否认粉尘、放射线及有毒物质接触史。否认家族遗传病史，无不良嗜好。否认药物、食物过敏史。查体：神志清，精神尚可。浅表淋巴结未触及肿大，胸骨无压痛，腹部无压痛，肝脾肋下未及。

2. 血常规主要指标　见下表。

中文名称	英文缩写	结果	单位	参考区间
白细胞	WBC	0.58	$10^9/L$	3.5~9.5
红细胞	RBC	2.82	$10^{12}/L$	3.8~5.1
血红蛋白	HB	87	g/L	115~150
血小板	PLT	40	$10^9/L$	125~350

3. 血象和骨髓象分析　见图2.11.1~8。

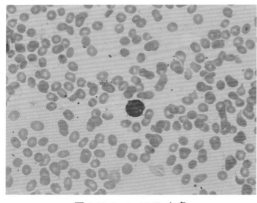

图2.11.1　t-AML血象
（瑞－姬染色1 000×）

外周血细胞减低，图中为颗粒增多的异常早幼粒细胞，成熟红细胞大小不等，血小板少见

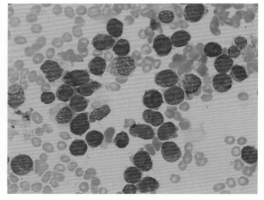

图2.11.2　t-AML骨髓象
（瑞－姬染色1 000×）

骨髓增生明显活跃，原始细胞比值增高，以颗粒增多的异常早幼粒细胞为主

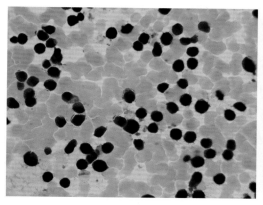

图 2.11.3　t-AML MPO 染色（1 000×）

白血病细胞呈强阳性

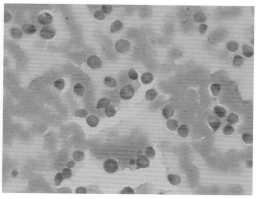

图 2.11.4　t-AML PAS 染色（1 000×）

白血病细胞呈阳性

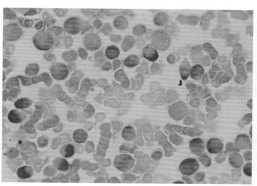

图 2.11.5　t-AML CAE 染色

（1 000×）

白血病细胞呈强阳性

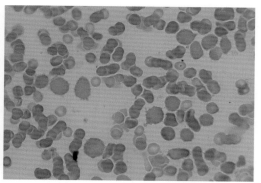

图 2.11.6　t-AML α-NAE 染色

（1 000×）

部分白血病细胞呈弱阳性

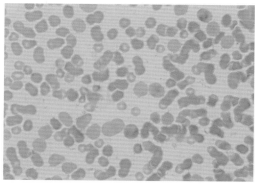

图 2.11.7　t-AML α-NAE+NaF 染色

（1 000×）

白血病细胞不被抑制

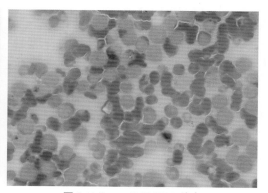

图 2.11.8　t-AML NBE 染色

（1 000×）

部分白血病细胞呈阳性

4. 细胞遗传学检查　46，XX；t（15；17）（q22：q17）；*PML-RARA* 融合基因阳性。

5. 免疫表型分析　原始细胞约占全部有核细胞的 66.96%，表达 CD33、CD38 和 cMPO，部分表达 CD117、CD13、CD15 和 CD64，符合急性髓细胞白血病免疫表型，考虑 AML-M3。

6. 分子生物学检查　*PML-RARA* 融合基因阳性，*WT-1* 基因检测为 54.87%。

7. 诊断与分析　此患者骨髓中异常早幼粒细胞约占 56%，全片未见巨核细胞，血小板散在少见，骨髓细胞形态和化学染色支持 AML-M3 的诊断。有明确的肿瘤治疗史 8 年余，染色体具有 t(15;17) 和 *PML-RARA* 融合基因，根据 WHO 分型诊断为治疗相关的 APL 伴 *PML-RARA*。

［病例四十七］

1. 简要病史　乳腺癌治疗 5 年余，因"白细胞增高、贫血，血小板减少"入院。

2. 血常规主要指标　见下表。

中文名称	英文缩写	结果	单位	参考区间
白细胞	WBC	23.8	10^9/L	3.5~9.5
红细胞	RBC	2.05	10^{12}/L	3.8~5.1
血红蛋白	HB	78	g/L	115~150
血小板	PLT	17	10^9/L	125~350

3. 血象和骨髓象分析　见图 2.11.9~16。

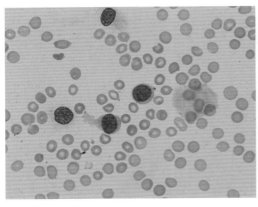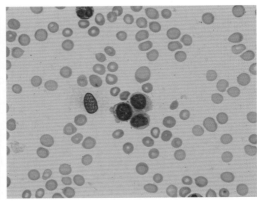

图 2.11.9　t-AML 血象（1 000×）

白细胞增高，原始、幼稚细胞约占 83%，成熟红细胞大小不一，血小板散在少见

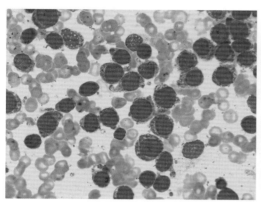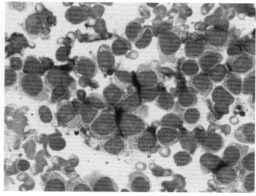

图 2.11.10　t-AML 骨髓象（1 000×）

1. 骨髓小粒易见，涂片制备、染色良好。

2. 骨髓增生极度活跃。

3. 单核系异常增生，原、幼单核细胞约占 92%。该类细胞胞体较大，大小不一，呈圆形、椭圆形；胞核呈圆形、椭圆形，可见扭曲、折叠等，核染色质呈细粒网状，核仁不清晰；胞质量中等至丰富，染灰蓝色，易见空泡及细小粉红色颗粒。细胞化学染色见后图。

4. 粒系增生减低。

5. 红系增生受抑，成熟红细胞大小不等。

6. 淋巴细胞占约 2%。

7. 全片共见巨核细胞 2 个，血小板散在少见。

考虑 AML-M5a，请结合临床、免疫表型及基因等相关实验室检查

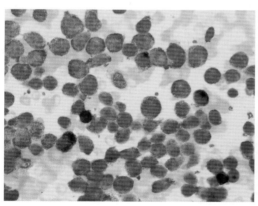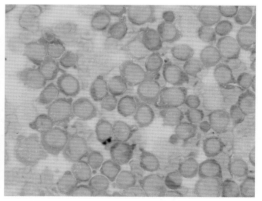

图 2.11.11　t-AML MPO 染色（1 000×）　　　图 2.11.12　t-AML PAS 染色（1 000×）
　　　　少数原始细胞呈阳性　　　　　　　　　　　原始细胞呈阳性

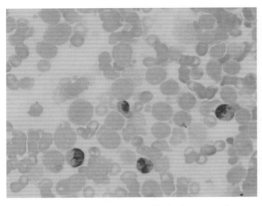

图 2.11.13　t-AML CAE 染色（1 000×）
原始细胞呈阴性，胞质呈淡粉色非特异性反应

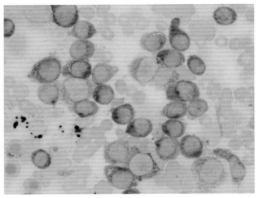

图 2.11.14　t-AML α-NAE 染色（1 000×）
原始细胞呈强阳性

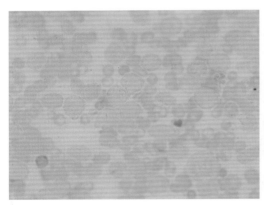

图 2.11.15　t-AML α-NAE+NaF 染色
（1 000×）
原始细胞被抑制

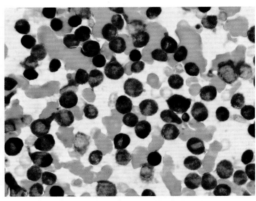

图 2.11.16　t-AML NBE 染色（1 000×）
原始细胞呈强阳性

4. 细胞遗传学检查　t（9；11）（p22；q23）。

5. 分子生物学检查　*KMT2A-RUNX1* 融合基因阳性，*TET2*、*PTPN11*、*IDH1/2*、*NRAS* 和 *FLT3* 突变阳性。

6. 免疫表型分析　原始细胞表达 CD34、CD13、CD33 和 MPO。

7. 诊断与分析　此病例的形态学特征比较明显，原始细胞的细胞形态和化学染色支持来源于单核系，FAB 分型诊断为 AML-M5a。患者乳腺癌 5 年余，有肿瘤放疗史，因此 WHO 分型诊断为 t-AML 伴 t（9；11）；*KMT2A-RUNX1* 融合基因。

（武焕玲）

第十二章　急性髓细胞白血病——非特指型

一、概述

急性髓细胞白血病——非特指型（又称为 AML-NOS），是指不符合 WHO 分型方案中其他任何一种类型的 AML（包括 AML 伴重现型遗传学异常、AML-MRC 和 t-AML）。当排除伴 *RUNX1*、*NPM1* 和 *CEBPA* 突变的 AML 后，除了可能的纯红血病之外，AML-NOS 各亚型的预后没有明显差异。在这组疾病中，细胞化学染色对 AML-NOS 亚型的分类有重要作用。

AML-NOS 各亚型根据白血病细胞的系列和分化程度划分，细胞形态和细胞化学染色是各亚型的分类基础。诊断 AML 要求骨髓或外周血原始细胞 ≥ 20%（异常早幼粒细胞、幼单核细胞等同于原始细胞）；用 Romanowsky 染色法（如瑞—姬染色），骨髓象原始细胞推荐计数 500 个有核细胞，外周血建议计数 200 个有核细胞。白细胞显著减少的病例，可用白层细胞涂片分类。如果抽吸涂片骨髓纤维化而原始细胞表达 CD34，则应行病理切片免疫组化检测 CD34；若 CD34$^+$ 原始细胞 ≥ 20%，亦可以诊断 AML。

2016 版 WHO 分型方案中取消了 AML-NOS 中急性红白血病（红 / 髓型），仅保留急性纯红白血病（PEL）这一亚型。以往的 AML-M6a 按照 2016 WHO AML 的标准，外周血或骨髓中的原始髓细胞不足 20%（ANC）的病例被归入 MDS。PEL 不能因其异常增生的幼红细胞将其归类为 AML-MRC，但是如果有治疗史或重现性染色体异常，可以被诊断为 t-AML 或伴重现性遗传学异常的 AML。目前，AML-NOS 的流行病学数据是基于 FAB 分型得到的，并不是现行标准诊断 AML-NOS 的确切数据。

WHO 分型方案（2016）将 AML-NOS 分为 9 种亚型，分别是急性髓细胞白血病微分化型、急性髓细胞白血病未成熟型、急性髓细胞白血病成熟型、急性粒单核细胞白血病、急性原始单核和单核细胞白血病、纯红血病、急性巨核细胞白血病、急性嗜碱性粒细胞白血病和急性全髓细胞增殖症伴骨髓纤维化。这些 AML-NOS 亚型的细胞形态和免疫学特征与 FAB 分型中相对应的亚型相同，没有治疗相关、骨髓增生异常相关的重现性细胞遗传学异常和基因突变特征，因此不能诊断为 WHO 方案中的其他 AML 类型。

在本书的 FAB 分型章节中，已经详细介绍了各种 AML 亚型的细胞形态、化学染色和免疫标记特征，并比较了 AML FAB 分型和 WHO 分型诊断的不同。本章只介绍急性嗜碱性粒细胞白血病和急性全髓细胞增殖症伴骨髓纤维化这两种 AML—NOS 亚型。

二、急性嗜碱性粒细胞白血病

（一）概述

急性嗜碱性粒细胞白血病是一种罕见类型 AML，血象或骨髓象中原始细胞加原始嗜碱性粒细胞比值≥ 20%，早期细胞即向嗜碱性粒细胞分化。此种类型约占 AML 的 1%。常表现为骨髓衰竭，外周血有或没有原始细胞，通常有皮肤浸润、器官肿大、溶骨性病变和高组胺综合征。这种罕见类型 AML 的预后报道比较少，通常预后不良。

（二）细胞形态学

1. 细胞形态　外周血和骨髓原始细胞中等大小、核质比高，细胞核呈卵圆形、圆形或不规则，核染色质细致，有 1~3 个明显核仁。胞质量中等，呈嗜碱性，可见空泡，有数量不等的粗大的嗜碱性颗粒，可有异染阳性。不成熟阶段的嗜碱性粒细胞均可见，但成熟嗜碱性粒细胞比较少。在电镜下颗粒显示早期嗜碱性粒细胞特征，含有电子高密度颗粒物质常呈"八"字形，或者含有呈卷轴样或片晶样结晶状物质（在肥大细胞中更加典型）（图 2.12.1~2）。

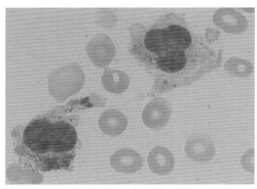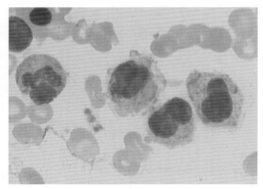

图 2.12.1　急性嗜碱性粒细胞白血病血象（瑞—姬染色，1 000×）
幼稚嗜碱性粒细胞增高。该类细胞胞体较大，易见不规则伪足；胞核扭曲、不规则，核染色质较致密；胞质丰富，可见大量较粗大、分布不均匀的紫黑色颗粒

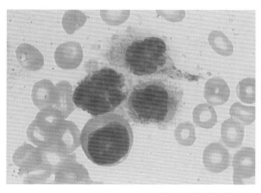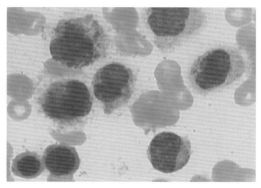

图 2.12.2　急性嗜碱性粒细胞白血病骨髓象（瑞—姬染色，1 000×）
骨髓增生明显活跃，可见原始细胞，各阶段嗜碱性粒细胞明显增多，其细胞形态特征同血片

2. 化学染色　特征性的细胞化学染色为甲苯胺蓝染色呈阳性，酸性磷酸酶（ACP）染色呈弥散阳性，部分病例 PAS 染色呈大块状阳性。原始细胞 MPO、CAE、SBB 和 NAE 均呈阴性。通过 CAE 呈阴性可以与肥大细胞相鉴别。骨髓活检可见大量原始细胞浸润。

（三）免疫表型

原始细胞常表达 CD13、CD33，亦表达 CD123、CD203c 和 CD11b，不表达 CD117 和单核标志。免疫表型检测到异常表达 CD117、肥大细胞类胰蛋白酶和 CD25 是肥大细胞白血病的标志，以此和急性嗜碱性粒细胞白血病相鉴别。个别病例原始细胞表达 CD9、膜表面 CD22 和 / 或 TdT，其他淋系相关的胞膜和胞质抗原常为阴性。

（四）细胞遗传学和分子遗传学

没有特异性的染色体核型异常，t（X；6）（p11.2；q23.3）；*MYB-GATA1* 见于男性急性嗜碱性粒细胞白血病患者，也有报道 t（3；6）（q21；p21）和 12p 异常病例，但 t（6；9）和 *BCR/ABL1* 阳性病例需除外。

（五）病例分析

［病例四十八］

（1）简要病史　女，53 岁。因"贫血、出血、荨麻疹"入院。否认粉尘、放射线及有毒物质接触史。否认家族遗传病病史，无不良嗜好。否认药物、食物过敏史。查体：未见明显异常。实验室检查：血常规白细胞增高、血红蛋白和血小板减少。

（2）血常规主要指标　见下表。

中文名称	英文缩写	结果	单位	参考区间
白细胞	WBC	91.48	10^9/L	3.5~9.5
红细胞	RBC	1.23	10^{12}/L	3.8~5.1
血红蛋白	HB	42	g/L	115~150
血小板	PLT	27	10^9/L	125~350

（3）血象和骨髓象分析　见图2.12.3~4。

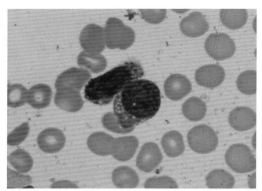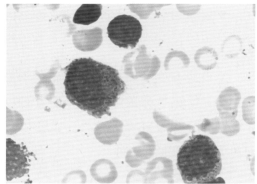

图2.12.3　急性嗜碱性粒细胞白血病血象（瑞—姬染色，1 000×）

白细胞增高。原始细胞胞体呈圆形、椭圆形，易见伪足；胞质量少至中等，呈较深蓝色，有空泡，部分胞质内可见细小或较粗大的紫黑色颗粒，有些颗粒可覆盖在核上。不同分化阶段的嗜碱性粒细胞比例增高。红细胞大小不等，血小板散在少见

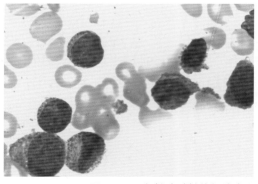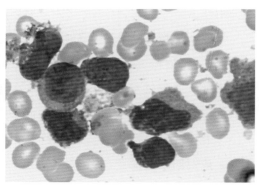

图2.12.4　急性嗜碱性粒细胞白血病骨髓象（瑞—姬染色，1 000×）

骨髓增生明显活跃，原始细胞比例增高，部分细胞胞质内可见不均匀分布的粗大紫黑色颗粒，嗜碱性粒细胞比例增高

（4）免疫表型分析　原始细胞（红色）约占有核细胞的46.7%，表达CD34、CD38、CD117、HLA-DR、CD33、CD13、CD56、CD2和中等强度CD123，不表达胞质和胞膜CD3、CD22、CD19、CD20、CD79a、CD4、CD8、CD14、CD64和MPO。嗜碱性粒细胞（黑色）约占40.3%，表达CD33、CD38、CD13、CD11b，强表达CD123、弱表达CD25，不表达CD34、CD19、CD20、CD79a和CD3（图2.12.5）。

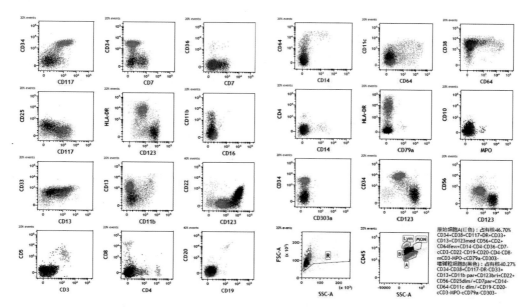

图2.12.5　急性嗜碱粒细胞白血病流式分析图

（5）诊断与分析　本病例血象和骨髓象中原始细胞>20%，可见各期嗜碱性粒细胞。此类细胞胞体偏大，核圆形或有凹陷，核染色质较粗糙，部分可见核仁；细胞胞质丰富，内含较多粗细不均的紫红色颗粒，有的覆盖在核上。原始细胞表达CD13、CD33、CD34、CD117，嗜碱性粒细胞表达CD123、CD11b等免疫标记，符合急性嗜碱性粒细胞白血病免疫表型，诊断为AML-NOS，急性嗜碱粒细胞白血病。

［病例四十九］

（1）简要病史　男，44岁。因"反复发热1月余，腹部出现大面积瘀斑伴腹泻"入院。2018年4月初患者出现持续性腹胀，偶有头晕、心悸、乏力。血常规：WBC 28×10^9/L，RBC 3.1×10^{12}/L，HB 103g/L，PLT 112×10^9/L。血涂片检查可见原始细胞增高。因有慢性髓系白血病史10余年，考虑"慢性粒细胞白血病急变期"。

（2）血常规主要指标　见下表。

中文名称	英文缩写	结果	单位	参考区间
白细胞	WBC	28.28	$10^9/L$	3.5~9.5
红细胞	RBC	3.10	$10^{12}/L$	4.5~5.8
血红蛋白	HB	103	g/L	130~175
血小板	PLT	112	$10^9/L$	125~350

（3）血象和骨髓象分析　　见图 2.12.6~2.12.7。

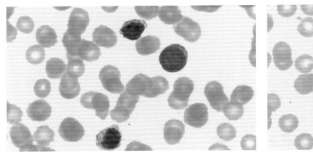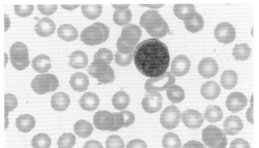

图 2.12.6　慢性粒细胞白血病嗜碱性粒细胞变血象（瑞—姬染色，1 000×）

白细胞增高，原始细胞易见；嗜碱性粒细胞增多，约占 17%。成熟红细胞形态大致正常。血小板可见

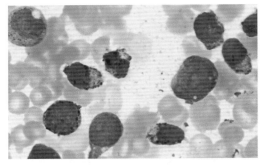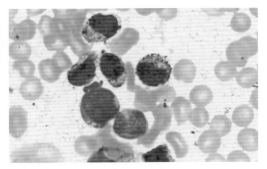

图 2.12.7　慢性粒细胞白血病嗜碱性粒细胞变骨髓象（瑞—姬染色，1 000×）

1. 骨髓小粒易见，涂片制备、染色良好。
2. 骨髓增生极度活跃。
3. 粒系异常增生，原始细胞占 35.5%。其胞体中等，大小不一，呈圆形、椭圆形或不规则性，易见伪足；胞核呈圆形、椭圆形，核染色质呈粗粒状，可见核仁；胞质量中等至丰富，部分可见嗜碱性颗粒。嗜碱性粒细胞比值增高，约占 50.5%。
4. 红系增生减低，成熟红细胞大小不一。
5. 淋巴细胞占 2%。
6. 全片共见巨核 152 个，血小板散在可见。

考虑 CML 急变，急变类型嗜碱性粒细胞白血病

（4）免疫表型分析　原始细胞群约占有核细胞的 26.52%，表达 CD34、CD7、CD13、CD25、HLA-DR，部分表达 CD117、CD33，不表达 CD11b、CD15、CD14、CD64、CD11c、CD123、CD56、MPO、cCD3、CD4、CD8、cCD79a、CD19、CD20、CD22、CD10、CD71 和 CD235a。嗜碱性粒细胞群约占有核细胞的 42.34%，表达 CD38、CD13、CD11b、CD33、CD9，CD123 强表达，不表达 CD34、CD117、CD7、DR、CD15、CD14、CD64、CD11c dim、CD25、CD2、CD56、MPO、cCD79、CD19、CD20、CD22、CD10、cCD3、CD4 和 CD8。

（5）细胞和分子遗传学检查　46，XY；t（9；22）（q34；q11）；*BCR-ABL1* 融合基因阳性，余白血病融合基因阴性。

（6）诊断与分析　此病例血和骨髓中原始细胞异常增生，部分原始细胞可见明显的嗜碱性颗粒，早幼、中幼和晚幼各阶段的嗜碱性粒细胞易见，从形态学考虑急性嗜碱性粒细胞白血病。免疫表型示嗜碱性粒细胞群表达 CD13、CD33、CD123、CD11b。患者有 CML 病史 10 余年，检出 *BCR-ABL1* 融合基因，因此考虑 CML 急变期（CML-BP），继发急性嗜碱粒细胞白血病变。

（急性嗜碱性粒细胞白血病病例由陆军军医大学第二附属医院血液病医学中心　王平老师提供）

（7）鉴别诊断

1）MPN 急变期　在 MPN，尤其是 CML 急变期，以原始细胞增多、嗜碱性粒细胞增多为主。原始细胞的形态、化学染色和免疫表型检查证实其急变类型，如急粒变、急单变、急巨变、混合细胞变，遗传学检查、Ph 染色体、*BCR-ABL1* 融合基因、MPN 病史以及原始细胞的免疫表型有助于鉴别诊断。

2）AML 伴 t（6；9）（p23；q34.1）　此类 AML 常可见嗜碱性粒细胞增多，但原始细胞形态和化学染色可证明其来源于粒系或粒单核系，免疫表型可以证实原始细胞的系列来源，细胞 / 分子遗传学常可协助明确诊断。

3）急性大颗粒淋巴细胞白血病（G-ALL）　此种类型白血病的原始、幼稚淋巴细胞中含有大量的紫红色颗粒，应与嗜碱性粒白血病细胞和其他类型髓细胞白血病鉴别。化学染色和免疫表型常可以提供确切诊断；电镜下细胞内颗粒的性质，也有助于鉴别嗜碱早期细胞和颗粒型淋巴细胞。

4）APL　在急性早幼粒细胞白血病，胞质中出现大量嗜天青颗粒，与嗜碱性粒细胞白血病细胞胞质中嗜碱性颗粒容易混淆，可以借助 MPO、CAE、甲苯胺蓝染色等加以鉴别。出现 t（15；17）染色体，分子生物学检测到 *PML-RARA* 融合基因，是 APL 的典型表现。

三、急性全髓增殖伴骨髓纤维化

（一）概述

急性全髓增殖症伴骨髓纤维化（APAM）是一种以骨髓红细胞、白细胞和巨核细胞三系同时异常增生，伴 PB 和 BM 原始细胞 ≥ 20% 和骨髓纤维化的 AML，不符合以前描述的任何一种 AML 的诊断（伴重现性遗传学异常 AML、t-AML 和 AML-MRC），又称为急性全髓增生—非特指型、急性（恶性）骨髓纤维化或急性（恶性）骨髓硬化症—非特指型。

APAM 是一种非常罕见的 AML，初发主要见于成人，也可见于儿童。患者通常表现为严重的乏力、虚弱、发热、骨痛、全血细胞减少，极少数有脾大，有较强的侵袭性。此病通常对化疗反应不良，生存期仅为几个月。

（二）细胞形态学

1. 细胞形态特征　外周血全血细胞减少，成熟红细胞有轻度异型性，有核红细胞可见，可见数量不等大红细胞，但是泪滴红细胞少见；偶尔可见幼粒细胞，包括原始髓细胞。髓系病态造血易见，但不符合 AML-MRC 诊断标准。异常血小板易见，典型的形态学特征包括原始细胞簇和小的病态巨核细胞（如胞体小、核分叶减少或不分叶）（图 2.12.8~11）。

2. 化学染色　小巨核细胞 PAS 常呈阳性，原始细胞 MPO 常呈阴性。

（三）免疫表型

免疫表型具有多样性，原始细胞常表达 CD34、一个或多个髓系相关抗原，如 CD13、CD33 和 CD117，MPO 常呈阴性。有些幼稚细胞表达红系抗原，如 GlyA。免疫组化常使用抗体组合，如 MPO、溶菌酶、巨核标志（CD61，CD42b，CD41 和 VWF），来确认全髓细胞增殖。

（四）遗传学

多为异常核型。如伴有复杂核型、-5 或 del（5q）、-7 或 del（7q），则应诊断为 AML-MRC，而不是 APAM。

（五）病例分析

［病例五十］

（1）简要病史　患者，男，57 岁，因"发作性言语不利伴左手麻木 4 小时"

入院，既往高血压和脑梗死病史，后全血细胞减少。查体：T37.4C，P88 次 / 分，R20 次 / 分，BP123/86 mmHg。贫血貌，全身皮肤黏膜无黄染、出血点，浅表淋巴结未及肿大，腹软无压痛，肝脾未及，无下肢水肿。

（2）血常规主要指标　见下表。

中文名称	英文缩写	结果	单位	参考区间
白细胞	WBC	9.08	$10^9/L$	3.5~9.5
红细胞	RBC	1.53	$10^{12}/L$	4.5~5.8
血红蛋白	HB	57	g/L	130~175
血小板	PLT	14	$10^9/L$	125~350

（3）血象和骨髓象分析　见图 2.12.8~11。

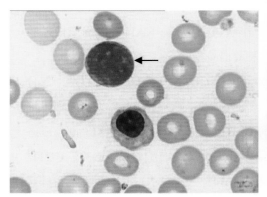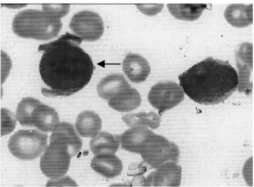

图 2.12.8　急性全髓增殖症伴骨髓纤维化血象（瑞—姬染色，1 000×）
左图示外周血原始髓细胞和有核红细胞；右图示外周血原始髓细胞，疑为原始巨核细胞

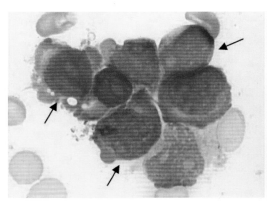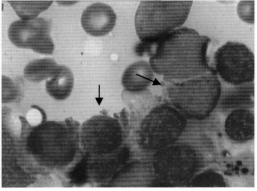

图 2.12.9　急性全髓增殖症伴骨髓纤维化骨髓象（瑞—姬染色，1 000×）
左图箭头所示（从右上开始，逆时针旋转），分别考虑为原始粒细胞、原始巨核细胞和原始红细胞；右图显示原始粒细胞（右侧箭头）和原巨核细胞（左侧箭头）

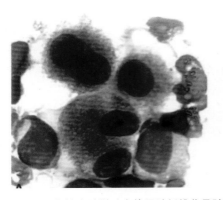 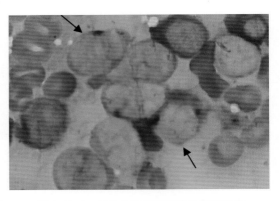

图 2.12.10　急性全髓增殖症伴骨髓纤维化骨髓象 　　图 2.12.11　急性全髓增殖症伴骨髓纤维化
　　　　　　（瑞—姬染色，1 000×）　　　　　　　　　　　　α –NAE 染色（1 000×）
　　　可见成簇的发育异常巨核细胞和原始细胞　　　　　箭头所示原始巨核细胞为阳性反应

（4）化学染色　原始细胞 MPO 阴性，小巨核细胞 α –NAE 染色为阳性。

（5）细胞和分子遗传学检查　此病例未做相关检测。

（6）免疫表型分析　异常细胞占 58%，表达 CD34、CD117 和 CD33，部分表达 GlyA、CD41、CD71 及少量 CD15。

（7）诊断与分析　此病例外周血和骨髓中出现多种形态的原始细胞，形态上鉴别原始细胞的系列有困难。通过免疫标记检查，原始细胞表达 CD34、CD117、CD33 等早期髓细胞标志，部分原始细胞表达 CD41、CD71、GlyA 巨核系和红系系列标志，证实有原始粒细胞、原始红细胞和原始巨核细胞同时增生，诊断为全髓细胞白血病。

（武焕玲　肖　敏）

---

* 图 2.12.9~11 引自：宋军等 . 2013. 全髓白血病一例报告 . 检验医学，28（7）：629–633.

第十三章　髓肉瘤

一、概述

髓肉瘤（myeloid sarcoma）是发生在骨髓之外的解剖学部位，由伴或不伴有成熟分化的原始髓细胞组成的肿块。约 1/4 的髓肉瘤可以没有 AML 或其他髓系肿瘤，也可以与 AML 同时发生，或在 MDS、MDS/MPN 或 MPN 向急性白血病转化的过程中出现。若白血病原始细胞的髓外浸润未能形成肿块并破坏髓外组织结构，则不能称之为髓肉瘤。

机体所有部位都有可能受累，最常见的是皮肤、淋巴结、胃肠道、骨、软组织和睾丸。近 10% 的髓肉瘤可多部位受累。多数髓肉瘤是肿瘤的原发表现，但也有部分病例与治疗相关，作为化疗之后的次发肿瘤出现。髓肉瘤的出现可以等同于 AML 的诊断。

据报道，髓肉瘤好发于老年男性，男∶女为 1.2∶1，中位发病年龄为 56 岁（1~89 岁）。对治疗的反应与年龄、性别、侵犯的部位、表现的类型、临床病史、治疗相关和组织学类型、免疫表型和细胞遗传学特征均无关。放疗和手术治疗可以迅速减轻症状，骨髓移植患者似乎有更长的生存时间和更高的治愈率。

二、细胞形态学

由伴或不伴有成熟分化的髓细胞组成，部分病例表现为原始单核或粒单核细胞型，也可表现为浆树突细胞分化，有少数病例表现为红系肉瘤、巨核细胞肉瘤，其组成细胞具有来源系列细胞的形态学特征，可通过流式细胞分析其免疫表型特征，鉴定髓细胞的来源（图 2.13.1~8）。

三、免疫表型

免疫表型特征表现组成髓肉瘤的细胞成分的特点。分化好的髓系细胞，表达 CD13、CD33、CD68 和 CD117；早期髓细胞标志 CD34、TdT 常为阴性，而 CD15、MPO 为阳性。粒单核细胞肉瘤由 CD68/KP1 和 MPO、CD68/PGM1 两组细胞组成，CD34 常为阴性。红系肉瘤表达 CD71 和 GlyA；巨核细胞型肉瘤表达 CD61、VWF；浆树突细胞型表达 CD123、CD303，但不表达 CD56。有的病例亦可表达 T 或 B- 细胞标记。符合急性混合细胞白血病表型的，不能将其归为髓肉瘤。

四、细胞遗传学和分子遗传学

约 50% 病例有核型异常（但无特异性），包括：+4、−5q、−7、+8、+11、inv（16）、−16、−16q、−20q 以及 *KMT2A* 基因重排。16% 的病例有 *NPM1* 突变，表现为原始单核或粒单核细胞表现，免疫标记 CD34 通常为阴性。在皮肤浸润的 AML 中，*NPM1* 的突变率更高，约 75% 具有单核细胞分化特征。Inv（16）或 *CBFβ* 增强的髓肉瘤，常与乳腺、子宫、肠道发病有关，可表现为浆树突细胞分化。8 号染色体三体和 *KMT2A-MLLT3* 融合基因，常与皮肤、乳腺粒细胞肉瘤有关。*FLT3-ITD* 仅见于 15% 的病例。

五、病例分析

[病例五十一]

1. 简要病史　男，4 岁。因"左耳前肿物原因待查"入院。左耳前触及 3 cm×3 cm 包块，伴咀嚼时不适，无触痛，感全身乏力，无发热、盗汗，无头晕、头痛，无胸闷、气喘，无腹痛、腹胀，无吞咽困难，无瘀点、瘀斑，无血尿、黑便。实验室检查：血涂片可见幼稚细胞。

2. 血常规主要指标　见下表。

中文名称	英文缩写	结果	单位	参考区间
白细胞	WBC	9.03	10^9/L	3.5~9.5
红细胞	RBC	4.25	10^{12}/L	4.5~5.8
血红蛋白	HB	142	g/L	130~175
血小板	PLT	173	10^9/L	125~350

3. 血象和骨髓象分析　见图 2.13.1~8。

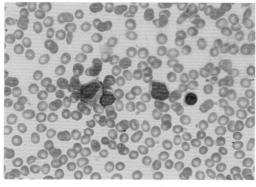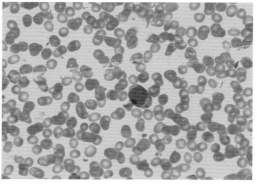

图 2.13.1　AML 伴髓肉瘤血象（1 000×）

白细胞无明显增减，原始髓细胞约占 21%，成熟红细胞大小不一，血小板散在可见

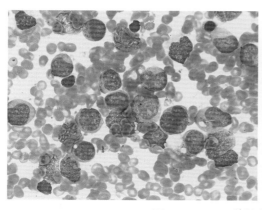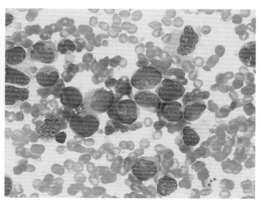

图 2.13.2　AML 伴髓肉瘤骨髓象（1 000×）

1. 骨髓小粒易见，涂片制备、染色良好。

2. 骨髓增生明显活跃。

3. 原始髓细胞约占 71%。该类细胞胞体较大，呈圆形、椭圆形或不规则；胞核呈圆形、椭圆形，可见扭曲、折叠，染色质疏松细致，核仁大而明显；胞质较丰富，呈蓝色，可见 Auer 小体和细小紫红色颗粒。

4. 粒系增生减低。

5. 红系增生减低，成熟红细胞大小不一。

6. 淋巴细胞约占 10%。

7. 全片共见巨核细胞 7 个，血小板散在可见。

考虑 AML–M4，请结合临床及其他实验室检查

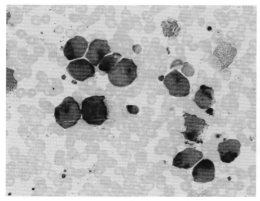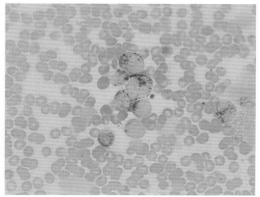

图 2.13.3　AML 伴髓肉瘤 MPO 染色　　　　　图 2.13.4　AML 伴髓肉瘤 CAE 染色
　　　　　（1 000×）　　　　　　　　　　　　　　　　（1 000×）
　　　　白血病细胞呈阳性　　　　　　　　　　　　　白血病细胞呈阳性

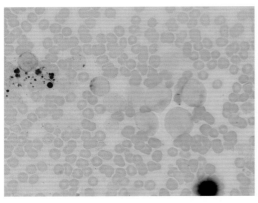

图 2.13.5　AML 伴髓肉瘤 α-NAE 染色
（1 000×）
白血病细胞呈局灶阳性

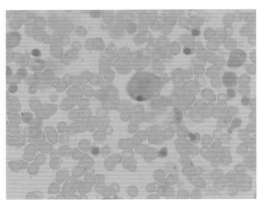

图 2.13.6　AML 伴髓肉瘤 α-NAE+NaF 染色
（1 000×）
白血病细胞部分被抑制

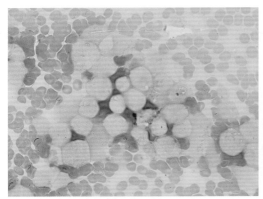

图 2.13.7　AML 伴髓肉瘤 NBE 染色（1 000×）
白血病细胞呈阴性

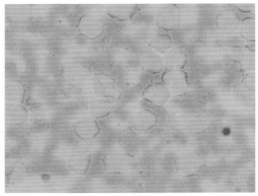

图 2.13.8　AML 伴髓肉瘤 PAS 染色（1 000×）
白血病细胞呈弥散粉尘样阳性

4. 免疫表型分析　原始细胞约占有核细胞的 70.99%，表达 CD117、CD13、CD38、cMPO、CD96 和 HLA-DR，部分表达 CD33、CD15 和 CD34，不表达 CD7、CD64、CD10、CD11b、CD14、CD20、CD19、CD5、CD61、CD56、CD79a 和 cCD3。

5. 细胞和分子遗传学检查　46，XY；t（8；21）（q22；q22）；融合基因为 *RUNX1-RUNX1T1*，*KIT* 基因错义突变。

6. 超声引导下左耳前肿物穿刺活检　穿刺组织内见弥漫成片的单个核细胞，细胞核呈圆形或折叠样，部分可见核仁。免疫组化：MPO+、CD117+、CD43+、CD34-、血管 +、1ys-、CD99-、F1i-1 部分阳性、CD163-、CD13-、CD3-、CD20-、CK-、CD21-、CD30-、Vim-、Ki-67+（40%）。结合免疫表现分析，符合髓系肉瘤。

7. 诊断与分析 此病例外周血和骨髓中原始细胞分别约占 21% 和 71%。该类细胞胞体大，胞核有扭曲折叠，胞质丰富，呈灰蓝色，内有细小紫红色颗粒；具备单核细胞的特征。细胞化学染色 MPO 呈较强阳性，CAE 呈阳性，α–NAE 呈点状阳性，NBE 呈阴性，更符合粒细胞化学染色的特点，形态学考虑 AML，倾向于诊断 AML–M4。染色体核型和基因检查结果显示 t（8；21）和 *RUNX1-RUNX1T1* 融合基因阳性，根据 WHO 分型诊断标准（2016）诊断为 AML 伴 t（8；21）；*RUNX1-RUNX1T1*。患者在初诊时即具有耳后肿物，经病理和组化证实为髓细胞肉瘤，因此最终诊断为髓肉瘤 AML 伴 t(8;21)；*RUNX1-RUX1T1* 累及耳后淋巴结。

[病例五十二]

1. 简要病史 男，38 岁。因"双侧颈部、腋窝及右腹股沟多发肿块，颈部包块逐渐增大"入院。无胸闷、憋气、发热。查体：轻度贫血貌，双侧颈部、腋窝及右腹股沟可触及多枚肿大淋巴结，肝脾未触及。

2. 血常规主要指标 见下表。

中文名称	英文缩写	结果	单位	参考区间
白细胞	WBC	23.02	10^9/L	3.5~9.5
红细胞	RBC	2.53	10^{12}/L	4.5~5.8
血红蛋白	HB	79	g/L	130~175
血小板	PLT	19	10^9/L	125~350

3. 血象和骨髓象分析 见图 2.13.9~16。

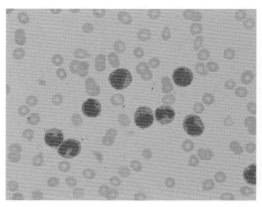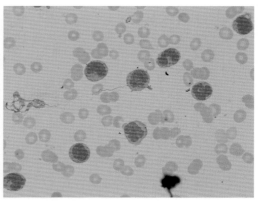

图 2.13.9 CMML 伴髓肉瘤血象（1 000×）
白细胞增高，单核细胞比例明显增高。成熟红细胞轻度大小不等，血小板散在少见

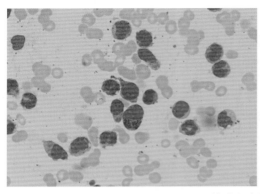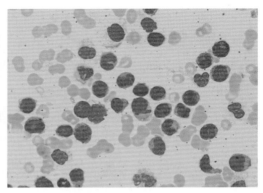

图 2.13.10　CMML 伴髓肉瘤骨髓象（瑞—姬染色 1 000×）

出现一定比例的原始细胞，单核细胞比例明显增高

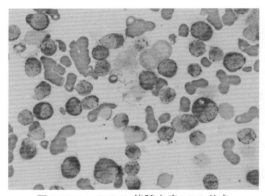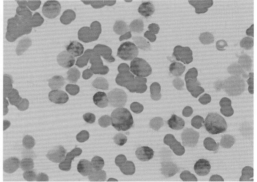

图 2.13.11　CMML 伴髓肉瘤 MPO 染色
（1 000×）

原始细胞呈阴性，单核细胞内可见弥散阳性颗粒

图 2.13.12　CMML 伴髓肉瘤 CAE 染色
（1 000×）

原始细胞呈阴性或阳性，成熟粒细胞呈较强阳性，
单核细胞呈阴性

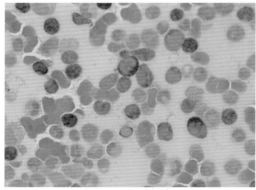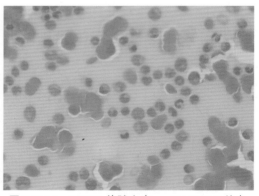

图 2.13.13　CMML 伴髓肉瘤 α-NAE 染色
（1 000×）

粒细胞呈阴性或弱阳性，单核细胞呈较强阳性

图 2.13.14　CMML 伴髓肉瘤 α-NAE+NaF 染色
（1 000×）

白血病细胞部分被抑制

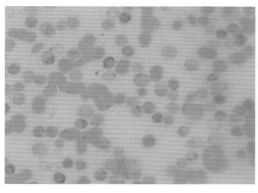 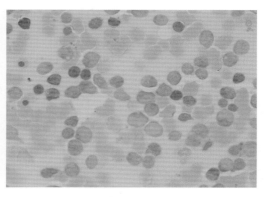

图 2.13.15　CMML 伴髓肉瘤 NBE 染色（1 000×）　　图 2.13.16　CMML 伴髓肉瘤 PAS 染色（1 000×）
粒细胞呈阴性，单核细胞为阳性　　　　　　　　　　粒细胞、单核细胞均呈阳性

4. 免疫表型分析　CD34+、CD117+ 髓系原始细胞约占 20.51%，部分表达 CD7。单核细胞约占 20.9%，部分表达 CD16。粒系约占 22.7%，可见发育模式异常，嗜酸性粒细胞约占 10.6%。考虑 CMML 伴嗜酸性粒细胞增高。

5. 细胞遗传学检查　46，XY；add（1）（p35），+del（1）（q12），−5，−12〔16〕/46，XY〔4〕。

6. 分子生物学检查　AML 相关融合基因阴性，*WT-1* 异常高表达，*PRAME* 和 *EVI1* 表达正常，*MLL-PTD* 突变。

7. 病理　淋巴结内可见片状幼稚的小圆细胞浸润，部分有晚幼粒细胞分化，结合形态和免疫组化不排除髓系白血病 / 粒细胞肉瘤。

8. 诊断与分析　此病例外周血和骨髓中单核细胞比值明显增高，伴粒系细胞病态造血。免疫表型示异常髓系克隆，单核细胞比值增高，粒系呈异常发育模式，符合 CMML 免疫表型。染色体分析有异常的复杂核型，分子生物学检测有 *MLL-PTD* 突变，均证实此病例为恶性异常克隆性疾病。本病例无 Ph 染色体和 *BCR-ABL1* 融合基因，符合慢性粒单核细胞白血病（CMML）诊断标准。患者除骨髓和外周血有异常单核细胞浸润，淋巴结也有单核细胞浸润形成的髓肉瘤，符合 CMML 伴髓肉瘤诊断标准。

9. 鉴别诊断

（1）AML-M5　AML 外周血和 / 或骨髓原始细胞（包括幼单核细胞）≥ 20%，此病例以成熟的单核细胞增生为主，但增殖的单核细胞形态（核固缩程度和核染色质的聚集程度）介于幼单核和成熟单核之间，被称为"不典型单核细胞"。AML 中的幼单核细胞等同于原始细胞，区分"不典型单核细胞"和"幼单核细胞"是鉴别CMML 和 AML-M5 的关键。

（2）单纯 CMML　如果单核细胞只有血象和骨髓象的浸润，没有髓外淋巴结的浸润，可诊断为 CMML，而不考虑 CMML 伴髓肉瘤。

（武焕玲）

第十四章　Down 综合征相关的髓细胞白血病

一、概述

Down 综合征相关的髓细胞白血病包括 Down 综合征相关的 MDS 和 AML。伴 Down 综合征的个体患白血病的风险比正常人高 10~100 倍，5 岁以内伴 Down 综合征的儿童患 AML 的概率比非 Down 综合征个体增高 150 倍。其中，发生率最高的急性巨核细胞白血病，约占所有急性巨核细胞白血病的 70%，而不伴 Down 综合征的儿童患急性巨核细胞白血病的概率仅 3%~6%。

伴 Down 综合征的急性巨核细胞白血病具有独特的细胞形态学、免疫学、分子生物学和临床特征，与其他类型的急性巨核细胞白血病不同，包括 *GATA1* 突变病例，是 WHO 方案中一个独立的亚型，与其他亚型的 AML 有明显差异。因其发病群体是儿童，因此其诊治值得关注。此外，约 10% 伴 Down 综合征的婴幼儿有造血异常或短暂的髓系增生异常（TAM）。

伴 Down 综合征的个体可在特殊年龄阶段发生造血异常或患其他各种类型的急性白血病（淋巴细胞白血病和 AML），需要将其按照形态学、免疫学、细胞遗传学和分子生物进行分类，不能仅考虑是否患伴 Down 综合征，以便得到更精确的治疗。

二、伴 Down 综合征的短暂的髓系增生

（一）概述

10% 伴 Down 综合征的婴幼儿可以发生短暂的髓系增生（TAM），伴 Down 综合征的新生儿会出现细胞形态学和临床表现不同于 AML 的独特的造血异常。初诊时，可有外周血白细胞增高，外周血原始细胞可能高于骨髓，血小板减少，肝脾大。多数患儿出生后前 3 个月内自发缓解，极少数儿童会生命垂危或出现致死性临床并发症；20%~30% 病例在发病 1~3 年后发生非短暂性 AML。

（二）形态学和免疫学

TAM 原始细胞形态和免疫表型具有巨核细胞系列特征。TAM 的形态学和免疫表型提示其来源于巨核细胞，PB 和 BM 原始细胞胞质嗜碱，含粗大嗜碱颗粒和胞质泡状突起，免疫标记 CD34、CD117、CD13、CD33、CD41、CD42、CD36、CD61 和 CD71 为阳性，MPO、CD15 和 Gly A 为阴性。

（三）细胞和分子遗传学

通常有 +21，还可有 *GATA1* 突变。*GATA1* 突变常导致蛋白表达异常，使巨核细胞异常增殖。在 TAM 向 AML 转化过程中，除 *GATA1* 突变外还可获得更多的基因突变。

三、Down 综合征相关的髓系白血病

（一）概述

Down 综合征患儿在发病 5 年内患 AML 的概率约为非 Down 综合征个体的 50 倍，其中多数是巨核细胞白血病，通常有一段时间比较长的 MDS 样阶段。这种独特的伴 Down 综合征的髓系白血病，包括 Down 综合征相关的 MDS 和 AML，在生物学表现、预后和治疗上没有差异，在诊断上不必太拘泥于两者的区别。

多数 Down 综合征相关髓系白血病在 5 岁以内患病，1%~2% 在出生后 5 年内转化为 AML，约占儿童患 AML/MDS 的 20%。20%~30% 的患者有 1~3 年的 TAM 病史。除了骨髓和外周血受累，肝大和脾大也较常见。骨髓原始细胞 <20% 的患者为惰性病程，多以血小板减少为初发表现，在白血病前期通常表现为伴原始细胞增高的 MDS。

（二）细胞形态学

在白血病前期，以儿童难治性血细胞减少为主要表现，外周血中原始细胞增多不明显。在白血病期，外周血可见原始细胞和幼红细胞，成熟红细胞为明显大小不等的泪滴样红细胞；血小板减少，可见巨大血小板。骨髓原始细胞核呈圆形或轻度不规则；胞质中度嗜碱，易见泡状突起，胞质内有数量不等的粗大的嗜天青颗粒；胞质颗粒 MPO 为阴性。红系可见巨幼样变和双核、三核以及核碎裂等病态造血特征，巨核细胞可见病态小巨核簇和微小巨核细胞等病态造血。骨髓病理显示明显纤维化，有时会干抽。在原始细胞低比值阶段，红系增生；随病情进展，红系比值减低，粒系成熟阶段比值减低。在原始细胞增生阶段，巨核细胞病态造血少见。

（三）免疫表型

Down 综合征相关的急性巨核白血病细胞表达 CD117、CD13、CD33、CD11b、CD36、CD41、CD61 和 CD71，而 MPO 和 CD15、CD14、CD34 常为阴性。其他类型的 Down 综合征相关的 AML，表达相应系列的免疫表型。CD41、CD42b 和 CD61 对鉴别巨核系列和其他髓系白血病非常有价值。

（四）细胞和分子遗传学

除 21- 三体外，转录因子 *GATA1* 突变与 Down 综合征相关的 AML 发病有关。13%~44% 患者有 +8 染色体，−7 染色体比较少见。在 Down 综合征相关的 TAM 向 AML 转化的过程中，继 *GATA1* 基因突变后，可发生 *CTCF*、*EZH2*、*KANSU*、*JAK2*、*JAK3*、*MPL* 和 *RAS* 突变等。

GATA1 突变阳性的 Down 综合征相关的髓系白血病儿童预后较好，治疗应用 Down 综合征相关的特殊治疗方案；年长儿预后较差。

（五）病例分析

[病例五十三]

（1）简要病史　男，9 天。出生后呼吸急促，面色青紫，四肢、胸部、背部皮肤有数量不等的瘀点和瘀斑，进食不佳伴呕吐。查体：T 36° C，呼吸 55 次 /min。肝、脾及颈部、腋下淋巴结肿大。

（2）血常规主要指标　见下表。

中文名称	英文缩写	结果	单位	参考区间
白细胞	WBC	125	10^9/L	3.5~9.5
红细胞	RBC	6.1	10^{12}/L	4.5~5.8
血红蛋白	HB	181	g/L	130~175
血小板	PLT	1123	10^9/L	125~350

（3）血象和骨髓象分析　见图 2.14.1~9。

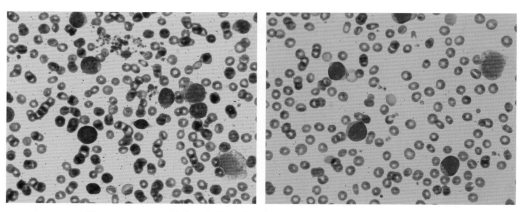

图 2.14.1　Down 综合征相关的髓系白血病血象（瑞—姬染色 1 000×）
外周血白细胞增高，原始细胞占 92%。成熟红细胞大小不等，可见幼红细胞；血小板多见，畸形血小板易见

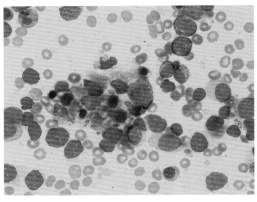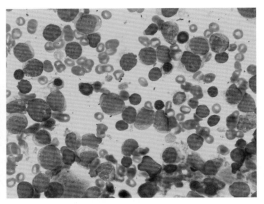

图 2.14.2　Down 综合征相关的髓系白血病骨髓象（瑞—姬染色，1 000×）

原始细胞比例增高。该类细胞胞体中等，呈圆形或类圆形；胞核呈圆形，核染色质呈较细致粒状；胞质较丰富，呈蓝色，多数无颗粒。可见各期粒细胞，单圆核巨核细胞、小核巨核细胞易见

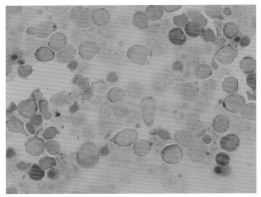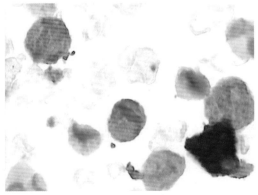

图 2.14.3　Down 综合征相关的髓系白血病 PAS 染色（1 000×）	图 2.14.4　Down 综合征相关的髓系白血病 CD41 抗体染色（组化法，1 000×）
原始细胞呈阳性	巨核细胞呈阳性

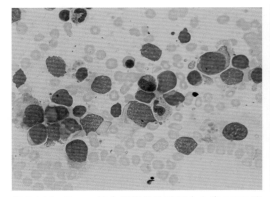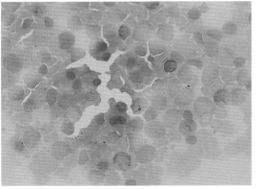

图 2.14.5　Down 综合征相关的髓系白血病 MPO 染色（1 000×）	图 2.14.6　Down 综合征相关的髓系白血病 CAE 染色（1 000×）
原始细胞呈阴性	原始细胞呈阴性

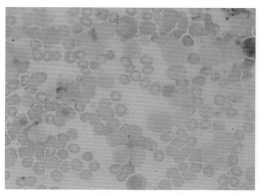 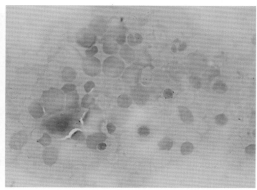

图 2.14.7　Down 综合征相关的髓系白血病 α–NAE　图 2.14.9　Down 综合征相关的髓系白血病 NBE 染
　　　　　染色（1 000×）　　　　　　　　　　　　色（1 000×）
　　　　　原始细胞呈阴性　　　　　　　　　　　　原始细胞呈阴性

（4）细胞遗传学检查　47，XY，+21。

（5）免疫表型分析　白血病细胞表达 CD41、CD42 和 vWF。

（6）诊断与分析　患者外周血象和骨髓象出现原始细胞。原始细胞呈巨核细胞特征性的胞质多形性（如云雾状、花朵状和蘑菇状等）改变，细胞化学染色 PAS 呈块状阳性，CD41、CD42 等巨核系免疫标记阳性，符合巨核细胞形态学、化学染色和免疫表型特征，支持 AML-M7 的诊断。患儿染色体核型为 21- 三体，表现为先天愚型，即 Down 综合征。患儿出生 9 天即发生急性巨核细胞白血病，在临床上与其他类型的 AML 不同，根据 WHO 分型诊断标准（2016）诊断为 Down 综合征相关的 AML。

（武焕玲）

参考文献

1. Bera R , Chiu MC , Huang YJ., et al., 2019. RUNX1 mutations promote leukemogenesis of myeloid malignancies in ASXL1-mutated leukemia. J Hematol Oncol, 12(1):104.

2. Canaani J , Labopin M , Itälä-Remes M et al., 2019. Prognostic significance of recurring chromosomal abnormalities in transplanted patients with acute myeloid leukemia. Leukemia. 33(8):1944-1952.

3. Cole CB, Verdoni AM, Ketkar S, et al., 2016. PML-RARA requires DNA methyltransferase 3A to initiate acute promyelocytic leukemia. J Clin Invest, 126(1):85-98.

4. Creutzig U , Zimmermann M , Reinhardt D , et al., 2019. Changes in cytogenetics and molecular genetics in acute myeloid leukemia from childhood to adult age groups. Cancer. 122(24):3821−3830.

5. Hynes−Smith RW,Swenson SA, et al., 2019−11−3. Loss of FOXOg Enhances Proteasome Activity and Promotes Aggressiveness in Acute Myeloid Leukemia. Cancers (Basel), 11(11). pii: E1717. doi: 10.3390

6. Hyrenius−Wittsten A , Pilheden M , Sturesson H ,et al., 2018. De novo activating mutations drive clonal evolution and enhance clonal fitness in KMT2A−rearranged leukemia. Nat Commun, 9(1):1770.

7. Metzeler KH , Herold T , Rothenberg−Thurley M., et al., 2016. Spectrum and prognostic relevance of driver gene mutations in acute myeloid leukemia. Blood, 128(5):686−98.

8. Ptasinska A , Pickin A , Assi SA, et al., 2019. RUNX1−ETO Depletion in t(8;21) AML Leads to C/EBP α − and AP−1−Mediated Alterations in Enhancer−Promoter Interaction. Cell Rep, Sep 17; 28(12): 3022−3031.

9. Rücker FG,Agrawal M,Corbacioglu A.,et al., 2019. Measurable residual disease monitoring in acute myeloid leukemia with t(8;21)(q22;q22.1): results from the AML Study Group. Blood. 7;134(19):1608−1618.

10. Ronchini C , Brozzi A , Riva L., et al., 2017. PML−RARA−associated cooperating mutations belong to a transcriptional network that is deregulated in myeloid leukemias, 31(9):1975−1986

11. Tomizawa D,Kolb EA., 2017. Down syndrome and AML: where do we go from here? Blood, 129(25): 3274−3275.

12. Wang AJ,Han Y,Jia N, et al., 2019−12. NPM1c impedes CTCF functions through cytoplasmic mislocalization in acute myeloid leukemia. Leukemia, doi: 10.1038

13. Xu Y, Man N, Karl D., et al. 2019. TAF1 plays a critical role in AML1−ETO driven leukemogenesis. Nat Commun, 29; 10(1):4925.

后 记

血液学检验是检验诊断中重要的组成部分，随着基础医学的发展和高新技术在医学检验中的应用，临床血液学在深度和广度方面取得了令人瞩目的进展。但是不管多么高精尖的自动识别技术，都不能替代人工显微镜检查，细胞形态学检验仍然是血液学检验中最基本、最重要的实验室技能之一，需要每一位检验工作者重视。

造血和淋巴组织肿瘤的诊断与分型，是从事血液学检验实验室相关人员的重要临床工作之一，也是在门诊常规基础血液学检验上，在临床医生指导下，对临床血液学患者异常进行的实验室分析和研究，能够对患者血液学异常作进一步的解释，为临床提供较为明确的诊断信息。

山东省立医院临床医学检验部细胞分子遗传科，是在检验科前期单一的细胞形态室基础上，发展起来的综合细胞形态学（M）、细胞免疫学（I）、细胞遗传学（C）和分子生物学（M）的一个医学检验专业纵深分支。工作重点之一是造血与淋巴组织肿瘤的诊断和分型，以形态学为基础，将 MICM 和临床信息整合起来，对造血与淋巴组织肿瘤做出整合诊断，为临床提供统一的、明确的、可供国际交流的诊断结果。

本书是山东省立医院临床医学检验部细胞分子遗传科开展造血与淋巴组织肿瘤 MICM 诊断分型以来部分工作的总结。书中先阐述急性髓细胞白血病（AML）的 FAB 分型，主要突出 AML 典型的形态学特征和 FAB 诊断标准。对某些白血病细胞形态不典型或没有明显的分化特征的病例，FAB 分型的诊断意见往往会有主观差异。2016 年，WHO 对《造血与淋巴组织肿瘤诊断方案》（第 4 版）进行了修订，在形态学的基础上，引入了更多的免疫学、细胞遗传学和分子生物学信息以及部分临床信息，使造血与淋巴组织肿瘤的诊断，包括急性髓细胞白血病（AML）及其前体细胞肿瘤的诊断分型在内，更加确定、翔实；同时，将 FAB 分型中不能明确诊断或诊断有争议的病例的诊断结果更好地统一起来，为临床的诊疗和预后判断提供有力保证。

　　本书以比较翔实的临床病例，配以瑞－姬染色的外周血细胞图像、骨髓细胞图像、骨髓象分析、化学染色图片、白血病流式细胞散点图及分析、核型分析和主要的分子生物学检测结果，围绕 AML 及其前体细胞肿瘤分型诊断进行分析，是一本指导临床检验人员、血液科医生和医学生进行此项工作的重要工具书和参考书，也将对 AML 及其前体细胞肿瘤的 WHO 分型诊断在国内的推广应用发挥重要的推动作用。